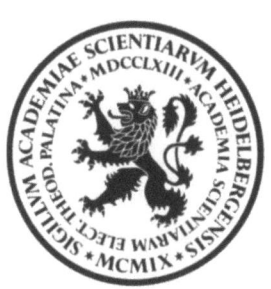

Sitzungsberichte der Heidelberger Akademie der Wissenschaften
Mathematisch-naturwissenschaftliche Klasse
Jahrgang 1989, 2. Abhandlung

Wilhelm Doerr

Über den Krankheitsbegriff –
dargestellt am Beispiel der Arteriosklerose

Mit 37 Abbildungen

Vorgelegt in der Sitzung vom 28. Januar 1989

Springer-Verlag
Berlin Heidelberg New York
London Paris Tokyo

Prof. Dr. Dres. h.c. Wilhelm Doerr
em. Direktor des Pathologischen Instituts
der Universität Heidelberg
Im Neuenheimer Feld 220–221
D-6900 Heidelberg 1

ISBN-13: 978-3-540-51166-3   e-ISBN-13: 978-3-642-46671-7
DOI: 10.1007/978-3-642-46671-7

Dieses Werk ist urheberrechtlich geschützt. Die dadurch begründeten Rechte, insbesondere die der Übersetzung, des Nachdrucks, des Vortrags, der Entnahme von Abbildungen und Tabellen, der Funksendung, der Mikroverfilmung oder der Vervielfältigung auf anderen Wegen und der Speicherung in Datenverarbeitungsanlagen, bleiben, auch bei nur auszugsweiser Verwertung, vorbehalten. Eine Vervielfältigung dieses Werkes oder von Teilen dieses Werkes ist auch im Einzelfall nur in den Grenzen der gesetzlichen Bestimmungen des Urheberrechtsgesetzes der Bundesrepublik Deutschland vom 9. September 1965 in der Fassung vom 24. Juni 1985 zulässig. Sie ist grundsätzlich vergütungspflichtig. Zuwiderhandlungen unterliegen den Strafbestimmungen des Urheberrechtsgesetzes.

© Springer-Verlag Berlin Heidelberg 1989

Die Wiedergabe von Gebrauchsnamen, Warenbezeichnungen usw. in diesem Werk berechtigt auch ohne besondere Kennzeichnung nicht zu der Annahme, daß solche Namen im Sinne der Warenzeichen- und Markenschutz-Gesetzgebung als frei zu betrachten wären und daher von jedermann benutzt werden dürften.
Satz: K+V Fotosatz GmbH, Beerfelden

Herrn Professor Dr. Hermann Hoepke

meinem ersten akademischen
Lehrer

der Anatomie, Histologie und vergleichenden Morphologie,
dem Nestor der Medizinischen Fakultät Heidelberg,

zur Vollendung des 100. Lebensjahres am 13. Mai 1989

in herzlicher Verehrung und großer Dankbarkeit
von
Wilhelm Doerr, em. Prof. der Pathologie

Vorbemerkung

Seit es eine wissenschaftliche Pathologie gibt, wird am begrifflichen Fundament gearbeitet. Dies hat keinen anderen Grund als den, daß das Menschsein mit dem Bedürfnis beginnt, sich ein Bild von der *Wirklichkeit* zu machen. Krankheit ist im Grunde ein funktioneller Begriff (TENDELOO 1925). Die Funktionsstörung eines Organs, eines jeden Gewebes, ja jeder organismischen Struktur, ist das *eigentliche* Wesen der Krankheit. RÖSSLE (1936) bezeichnete als krankhaft, daß etwas zur Unzeit, daß etwas am falschen Ort *und* im Unmaß geschieht: Heterochronie, Heterotopie und Heterometrie seien die essentiellen Kriterien.

Die Pathologen tun sich hart mit dem Krankheitsbegriff (DOERR, JACOB und NEMETSCHEK 1975). Sie stehen nach der Natur ihres Handwerks in dem Spannungsfeld zwischen Ätiologie und Morphologie (HAUSER 1929). Als krankhaft im Sinne der pathologischen Anatomie können alle diejenigen Vorgänge und Veränderungen gelten, welche mit den Methoden unseres Faches* darstellbar sind und deutlich über die Variationsbreite gestaltlicher oder funktioneller Manifestation unter regelhaften Bedingungen hinausgehen. Sie müssen als krankhaft bezeichnet werden, wenn nach aller Erfahrung die nachgewiesenen Strukturveränderungen mit Störungen des Lebens ursächlich verknüpft sind.

Es ist klar, daß durch diese Formulierung keine volle Sicherheit gewonnen werden kann. Denn „regelhafte Bedingungen" und „Erfahrung" sind sehr persönliche Gegebenheiten. Allein, ohne diese Entscheidungshilfen kann man nicht sprechen und keine klinische Medizin betreiben.

Um Krankheiten erkennen oder beschreiben zu können, bedarf es einer *„Merkmalsanordnung"*, also des Mosaiks von Symptomen und Befunden. Jenes muß für einen Prozeß „von Gefahrencharakter" hinlänglich typisch sein. In diese Bereiche spielt *eine* große Schwierigkeit hinein: Der eine Arzt oder auch Pathologe spricht und denkt *ätiologisch*, der andere *phänomenologisch* und ein dritter (ausschließlich) *„anthropozentrisch"*.

Sind wir Ärzte, ist der kranke Mensch alles (KREHL 1929; 1930). Eine anthropozentrische Betrachtungsweise ist klinisch legitim, für den Pathologen als Naturforscher aber deshalb nicht absolut verbindlich, weil der Mensch als Glied

---

* „Allgemeine Pathologie und pathologische Anatomie".

der Schöpfung in die gleiche Biosphäre gehört wie alle sonstigen Lebewesen. Mit anderen Worten: Pathologen als Biologen suchen Bedeutungszusammenhänge und sind einer vergleichenden Betrachtungsweise verpflichtet.

Dem Problem „Krankheitsbegriff" wird dadurch näherzukommen sein, daß *einmal* versucht wird, eine *terminologische Ordnung* (A) herauszuarbeiten, daß zum *anderen* am Beispiel einer unendlich häufigen Alteration unserer Psychophysis die *volle* Variabilität der Begriffsinhalte (B) freigelegt wird.

A) Versuche einer terminologischen Erfassung körperlicher Krankheiten*

1. Benennung nach dem Ablauf („Zeitgestalt"):
   a) biorheutisch gebunden und geordnet,
   b) „zyklisch", d. h. in „feste tempi" eingefangen (z. B. allergisch determinierte Krankheiten, wie Typhus abdominalis, croupöse Pneumonie),
   c) akute, chronische, rezidivierende, primär-chronische.

2. Benennung nach dem führenden Befund („Raumgestalt"):
   klinisch-funktionelle, morphologische Befunde.

3. Benennung nach den Ursachen:
   physikochemische, metabolische, mikrobielle, nervale (Neuro-Endokrinium).

4. Benennung nach dem Entstehungsweg:
   „traumatisch", übergreifend aus der Nachbarschaft; hämatogen, lymphogen, liquogen; kanalikulär, kavitär.

5. Benennung nach der sogenannten nosologischen Entität:
   metabolisch mit Organ- und Gewebsumbau
   z. B. Myokarditis durch Katecholamineffekte (sog. Epinephrinmyokarditis der amerikanischen Autoren); Äthioninpankreatitis durch kompetitive Mechanismen; Mehlnährschäden der klassischen Pädiatrie, alimentäre Dystrophie, Kwashiorkor u.v.a.

---

* Herr Professor Kurt SCHNEIDER, weiland o. Professor der Psychiatrie in Heidelberg, hatte in den Jahren 1947–1948 häufig mit mir über den Krankheitsbegriff, natürlich auch in der Psychiatrie, gesprochen. Ich habe damals gelernt, daß es zwar „körperlich begründbare Psychosen", aber auch andere gibt. Obwohl ich überzeugt bin, daß die Patho-Neuro-Chemie einerseits, die bessere Kenntnis der Neuro-Endokrinologie andererseits sehr viele, derzeit offene Probleme lösen werden, verzichte ich vorläufig auf die ordnende Einbeziehung geistig-seelischer Störungen in unsere Systematik.

primär-entzündliche Kranheiten mit schleichendem Organumbau
   Erkrankungen des rheumatischen Formenkreises, „ruhende Entzündung"
   (z. B. Appendicopathie, Cholecystopathie)
Autoaggressionskrankheiten;
Störungen durch Immundefekte (z. B. AIDS);
Erkrankungen auf dem Boden konstitutioneller Prämissen
   Abiogenese, Abiotrophie (GOWERS).

Es ist selbstverständlich am überzeugendsten, mit *„nosologischen Entitäten"* zu arbeiten. Allein, das gelingt nur im Rahmen einfacher Konstellationen (z. B. Diphtheritis, Milzbrand, Leukämie) oder wenn man etwas von der sogenannten Gestaltphilosophie versteht (DOERR 1984). Gerade hier liegt der Bruch. Denn es gibt weltweit verbreitete „große Organkrankheiten", die deshalb bis zur Stunde nicht oder doch unvollkommen verstanden sind, weil der methodische Zugang zu ihrer Erforschung zu schmal, wie durch eine „Sondenexploration" gewählt wird. Die „Bedeutungszusammenhänge" (J. v. UEXKÜLL 1913; 1940) werden ungenügend bedacht. Deshalb soll im zweiten Hauptteil vorliegender Mitteilung der Versuch gewagt werden, die „entité morbide" im Sinne von Jean Martin CHARCOT am Beispiel der Arteriosklerose zu erkennen oder auszuschließen.

B) Kann die Arteriosklerose als Entité morbide verstanden werden?*

Denn die Frage nach dem Wesen der Arteriosklerose wird verschieden beantwortet, je nachdem, wessen Meinung eingeholt wird. Ein führendes klinisches Symptom, welches *ausschließlich* der Arteriosklerose zukäme, gibt es nicht. Eine anatomische Läsion, welche allein und für sich betrachtet nur der Arteriosklerose äquivalent wäre, ist unbekannt. Heinrich BREDT, mein früherer Fachkollege in Leipzig und in Mainz, sprach treffend davon, daß ein *Leitfossil*, das die stoffliche und morphologische Analyse spezifiziere, nicht bekannt sei.

Die Klinik wird die Diagnose zunächst indirekt stellen, nämlich an den Folgezuständen, dann aber durch imponierende bildgebende Verfahren, also durch eine höhere Form einer angewandten Morphologie, sichern. Der Pathologe hat sich mit einer Fülle anatomischer Befunde herumzuschlagen, die ihn, je weiter er in das submikroskopische Detail eindringt, verwirren und zu einer konditionalistischen Betrachtungsweise zwingen. Denn, was der Form nach gleich ist, kann dem

---

* Die folgenden Ausführungen sind auf dem Boden zweier Referate vor Ärzten der Inneren Medizin (Hamburg, 22. Januar 1988; Mannheim, 14. Oktober 1988) erstanden. Viele Passagen wurden in der „gesprochenen Form" (der freien Rede) erhalten; es sollte die Unmittelbarkeit der versuchten Beweisführung erhalten bleiben.

Wesen nach verschieden sein, *und* was nach der Ätiologie gleich ist, kann nach der pathischen Manifestation dennoch verschiedene Merkmale präsentieren (DOERR 1972).

Diese Lage ist verzweiflungsvoll. Sie verlangt die ganze Kraft dessen, der sich um eine Klärung auch nur von Teilfragen bemüht und eine besondere Geduld bei dem, der bestimmten Gedankengängen folgen will.

Morphogenese und Pathogenese, Erkenntnisgrund und Realgrund, Allgemeinkrankheit und Lokalreaktion sind nicht dasselbe. Es liegt so etwas vor wie eine Gleichung mit mehreren Unbekannten. Sie kann nur durch das Eliminationsverfahren einer Lösung nähergebracht werden.

Organkrankheiten kann man einteilen in eigenständige und konkomittierende. Ist die Arteriosklerose eine originäre, d. h. nicht nur an die Schlagaderwände gebundene, sondern in ihren Ursachen ebendort verankerte Erkrankung, oder stellt sie die Antwort auf eine primär und außerhalb des Gefäßapparates in Szene gehende Störung dar? Sie ist weder *nur* das eine noch das andere. Sie hat von beiden Charakteren etwas.

Ich möchte

1. einige Bemerkungen zur historischen und vergleichend-pathologischen Situation voranstellen;
2. die Grundtatsachen betreffend den Bau und die Funktion der Schlagaderwände in das Gedächtnis zurückrufen;
3. sogenannte Hauptformen der Gefäßsklerose herausarbeiten und endlich
4. die Frage der Krankheitseinheit angehen.

Zu 1:

Daß eine Sklerose der visceralen Schlagadern, besonders der Aorta und der Iliakalgefäße, in prähistorischen Leichenfunden – Ägypten und China – dokumentiert wurde, ist allgemein bekannt (SKINSNES 1962). Die Angiosklerose scheint das Genus homo gleich einem somatischen Fatum zu begleiten. Daß die alten Anatomen *vor* MORGAGNI (1682–1771) und *vor* Albrecht von HALLER (1708–1777) die gleichen Schlagaderveränderungen gesehen und beschrieben hatten, wie wir, ist ganz sicher (HOFER 1974).

ANDRAL in Paris hat 1829 von *Gänsegurgelarterien (Abb. 1)* gesprochen, J. Fr. M. LOBSTEIN der Jüngere 1833 in Straßburg das Kunstwort „arteriosclerosis" geprägt und das Aussehen der Aortenintima wie eine „augmentation d'épaisseur comme une ostéosclérose" *(Abb. 2)* beschrieben. BIZOT in Genf hatte 1837 die umschriebenen Intimaverdickungen als „atherome" und „plaques" bezeichnet. Der Schichtbau der Arterienwände war VIRCHOW (1858) geläufig; er sprach von *„gefensterten" Membranen (Abb. 3)*. Eine besondere Rolle spielte die *Endothelfrage*. Der Begriff geht auf W. HIS sen. zurück (1863/65). Die Permeation wurde

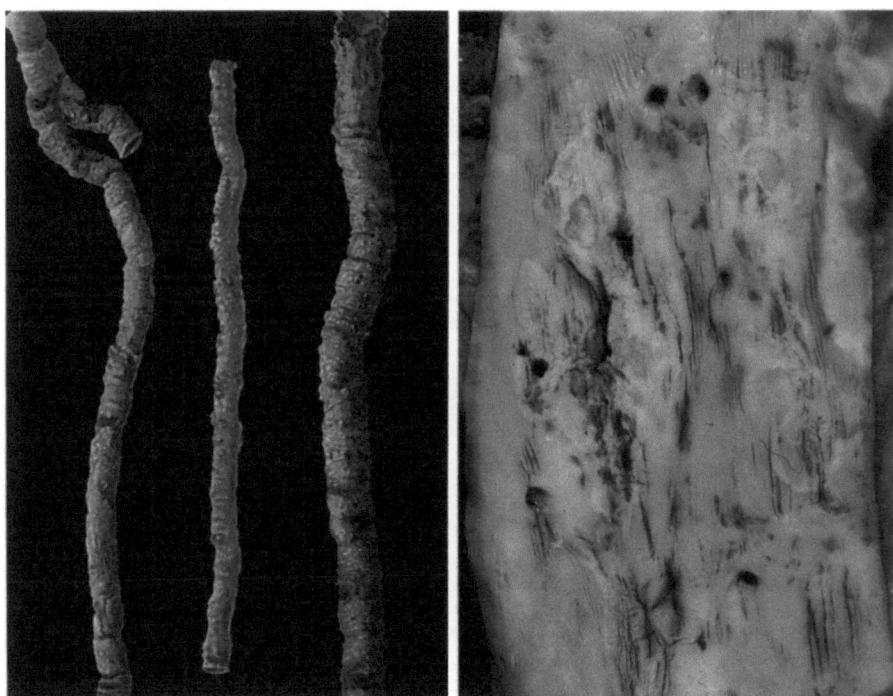

Abb. 1 (links). Sogenannte Gänsegurgelarterien; Extremitätenschlagadern mit kalkstarren Wänden: A. iliaca *links*, A. radialis *Mitte*, A. femoralis *rechts*. Aus Lehmanns Atlanten, Grundrisse der pathologischen Anatomie Bd. I, 2. Auflage, München 1901 Tafel 9a

Abb. 2 (rechts). „Augmentation d'épaisseur comme une osteosclérose" im Sinne von LOBSTEIN. J. F. M. LOBSTEIN jun. hat sich durch den Vergleich der Arterienwand mit der Oberfläche eines Extremitätenknochens bei ossifizierender Periostitis dazu hinleiten lassen, in Analogie zu „Osteosklerose" von „Arteriosklerose" zu sprechen

durch Julius ARNOLD in Heidelberg (1873) untersucht (*Abb. 4*). Er fand die wohl nur fakultativ vorhandenen interendothelialen Stomata; das Problem schwelt bis zur Stunde. Bei dem Versuch, einen Begriff von dem zu vermitteln, was ich kurz und bündig „*Endotheldebatte*" (*Abb. 5*) nennen darf, kann einem angst und bang werden „vor der Fülle der Gesichte". Die Rolle der Endothelien als einer vorwiegend passiven Membran wurde grundsätzlich aufgegeben. Das Endothel der Blutstrombahn gilt als eine funktionell hochaktive Einrichtung. „*Endothelial integrity is essential to the health of the arterial wall*" (GIMBRONE 1981). Für die Pathologen meiner Generation hatte die Vorstellung von der essentiellen pathogenetischen Bedeutung der veränderten Permeabilität der Endothelien – im Falle gezielter Giftwirkungen auf bestimmte Organe – einen besonderen Stellenwert. Denken Sie an den Begriff der *serösen Entzündung* des Berliner Pathologen Robert RÖSSLE (1934) und des Wiener Klinikers Hans EPPINGER (1949). Wir spra-

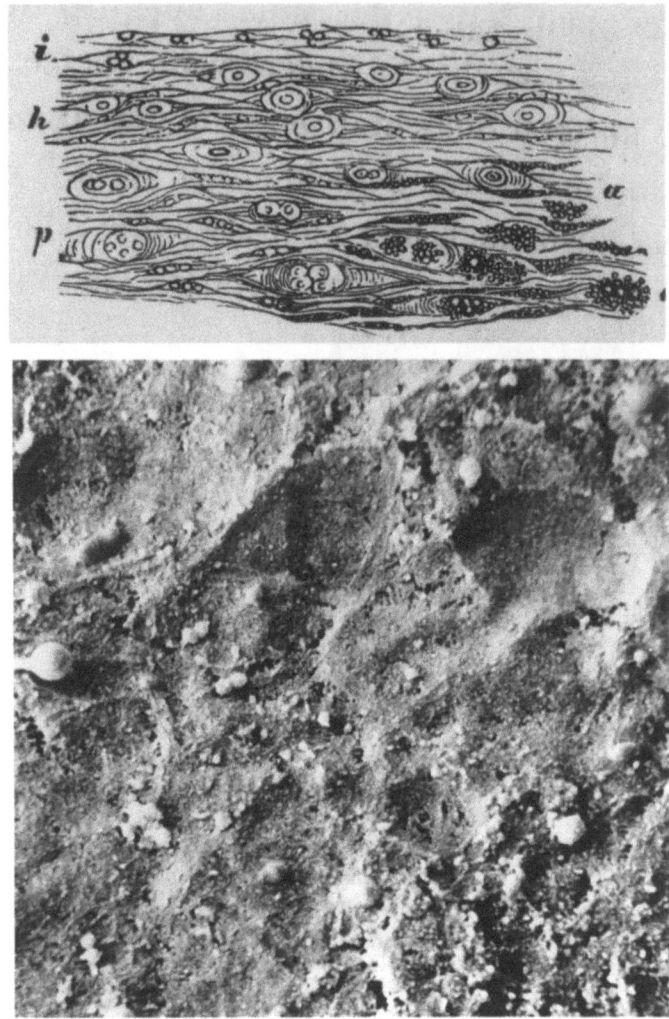

Abb. 3 (oben). Schnitt durch die Aorta, aus R. Virchows Zellularpathologie, 2. Auflage, Berlin: A. Hirschwald 1859, S. 327, Fig. 118. Im Bilde oben Endothel (das damals noch nicht so genannt, aber richtig gesehen wurde); im Bilde rechts unten „atheromatöse" Schicht, also Schaumzellen

Abb. 4 (unten). Historische Aufnahme einer Aortenwand von innen her, aus dem Nachlaß von J. ARNOLD. Polyedrische Konfiguration der Endothelien, interendotheliale Lückenbildungen

Zur Endothelfrage

Begriff durch W. HIS sen. 1863 / 65

Standortbesonderheiten:

Fensterung des E der inneren (endokrinen) Organe
transendothelialer Transport durch
  Stomata - ringförmig
  Stigmata - punktförmig
  "myoendotheliale hernias" (MAJNO)
  "Cilien" (M. D. HAUST)
  rezeptor-mediierte Transzytose
  direkte Transvesiculation (Zytopempsis)
  selektiver Transport v Metaboliten
  interendothelialer Tranport durch "gaps"
  Monozytenpermigration

Lebensdauer der E   3 - 6 Monate
  an Verzweigungen   2 - 4 Monate
durch Einwirkung von Scherkräften Auftreten v. "stressfibers"
  Lektinfasern
durch Steigerung v. Scherspannungen vermehrte Aufnahme
von LDL bei gesteigertem Scherstress erhöhte Permeabilität

Kontraktilität nach lokaler Applikation v. Entzündungsmediatoren

Beteiligung an der Regulation des Gefäßwiderstandes und der Organdurchblutung

Aufrechterhaltung des homöostatischen Blutgerinnungssystemes
  durch antikoagulatorische
  fibrinolytische
  antiaggregatorische Aktivitäten

alle Risikofaktoren wirken sich auf den endothelialen Stoffwechsel aus.

Abb. 5. Haltepunkte der Endotheldebatte

chen von *Dyshorie*, von schlechter Grenzfunktion also, und tun dies noch heute. Freilich hatte Linzbach (gemeinsam mit HORT) 1957 versichert, den „Endothelschaden" habe noch niemand gesehen (SINAPIUS 1958). Inzwischen ist eine große Reihe bemerkenswerter Arbeiten erschienen:

RHODIN 1962; HAMMERSEN 1976, 1978; HAUST 1983, 1987; FURCHGOTT 1983; JORIS 1983; CONSTANTINIDES 1984; MAJNO 1985; DELVOS und MÜLLER-BERGHAUS 1985; DRESEL 1985, 1986; SCHÄFER et al. 1986; DIETEL et al. 1986; THILO-KÖRNER 1987; NEES 1987; STEINMETZ und UTERMANN 1988; DRENCKHAN 1988.

Unter dem Endothel trifft man auf eine stereotype, d. h. immer und immer wiederkehrende Zelle, die schon lange bekannt ist, aber eine neue Bewertung gefunden hat (*Abb. 6; Abb. 7; Abb. 8*).

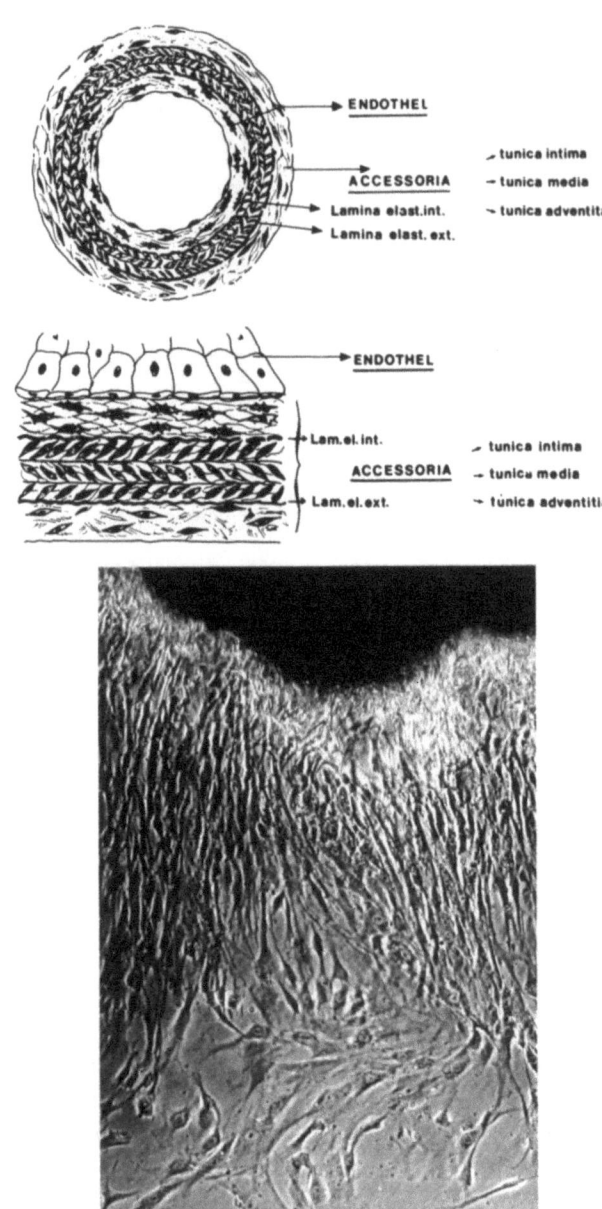

Abb. 6 (oben). Grobe Übersicht über die wesentlichen Strukturelemente des Schichtbaus einer Arterienwand

Abb. 7 (unten). Zellkultur der smooth-muscle-cells (der Langhans-Wissler-Hofmann-Zellen), Photogramm, aus dem Labor von Prof. W. HOFMANN

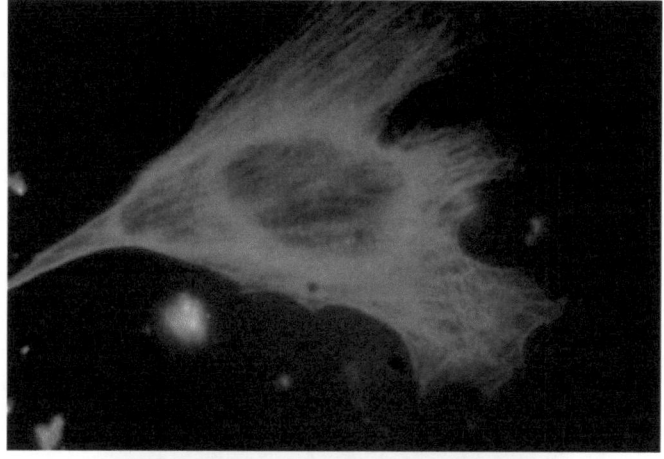

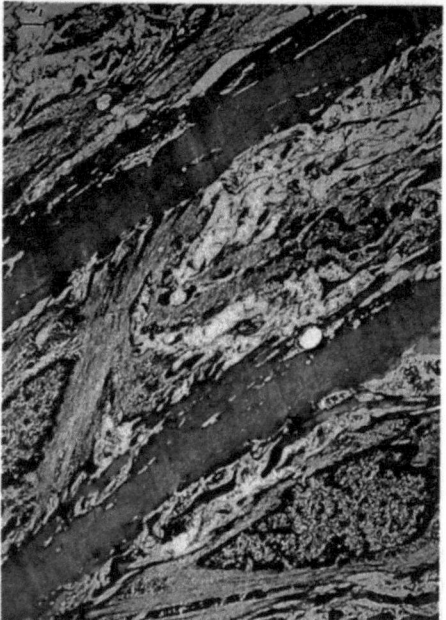

Abb. 8 (oben). Immunfluoreszenzmikroskopische Darstellung der Myosinfibrillen im Inneren einer „smooth-muscle-cell" durch Isothiozyanat. Sammlung W. HOFMANN, Photogramm, Vergrößerung 1:1400

Abb. 9 (unten). Elektronenmikroskopische Darstellung des Scherengitters der elastischen Platten aus der Media einer Aorta. In Bildmitte Ausläufer einer Muskelzelle; sie sind an der Oberfläche der elastischen Platten verankert. Die elastisch-muskulären Kontaktpunkte sind für die Regulation der Wandspannung essentiell. Aus W. DOERR 1970

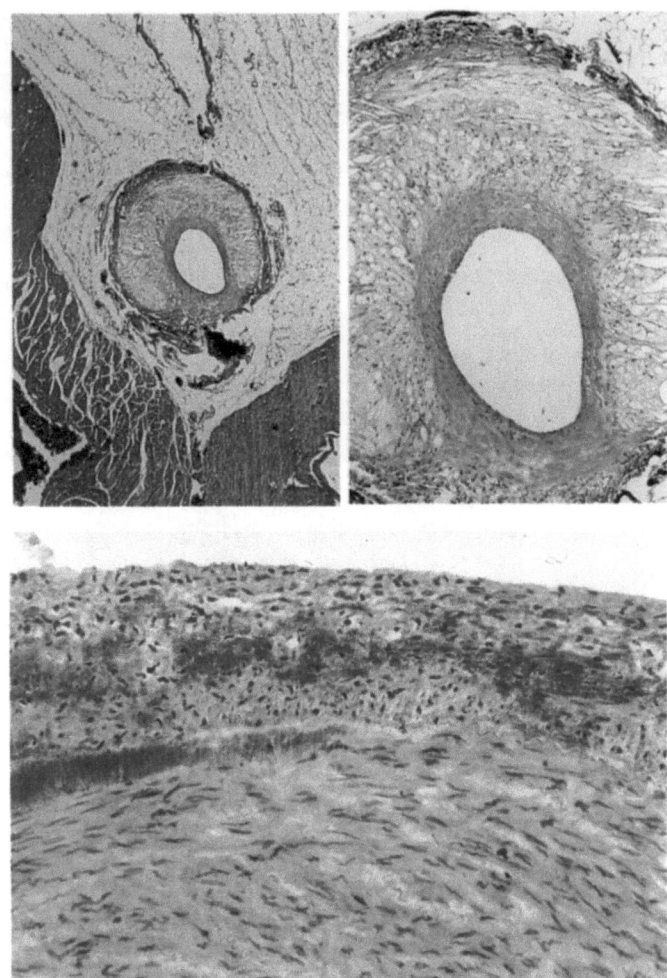

Abb. 10 (oben). Coronararterien eines indischen Seidenzwerghuhns. Exzessive Lipidspeicherung der mittleren und tiefen Gefäßwandschichten, aber keine Atherome im konventionellen Sinne, keine Desintegration der inneren Oberfläche. – Photogramme

Abb. 11 (unten). Seneszente Sklerose der Aorta eines 19 Jahre alt gewordenen weiblichen Zuchtschweines. Lipideinsickerung ab intima in adventitiam, sogenannte Physiosklerose (Gangart I im Sinne des Verf.). Scharlachrot, Photogramm

Theodor LANGHANS hatte sie 1866 liebevoll beschrieben, WISSLER (1968, 1977) und andere, – ich nenne KNIERIEM 1970; HOFMANN und GOGER 1974, 1976, 1977; HAUST 1977; RETTIG 1979, OREKHOV et al. 1986 –, haben gezeigt, daß es sich um bestimmte Formen glatter Muskelzellen handelt. Durch Immunfluoreszenz lassen sich die Myosinfibrillen nachweisen. *Diese Zellen sind pluri-*

potent, sie dürfen keinesfalls mit den von Paul LANGERHANS an der Körperdecke beschriebenen immunkompetenten Zellen verwechselt werden.

Die elastischen Platten sind geordnet, teils als dreiviertelzirkumferentielle Membranen, teils als Scherengitter (*Abb. 9*). Die Muskulatur der Media ist durch ein System von Haftpunkten an den elastischen Strukturen angeheftet. Wir kennen heute 10 Kollagentypen. Sie unterscheiden sich durch das Muster der Aminosäureketten und die Vernetzung der Kollagen-Proteine (MARTIN et al. 1985).

Bei meinen Bemühungen, die Vorgänge bei der Entstehung der Arteriosklerose zu begreifen, habe ich stets einen *Seitenblick in das Tierreich* riskiert. Ich hatte durch die Veterinärpathologen GRÜNBERG (1965) und HOFMANN (1971) einige Tatsachen zusammentragen lassen. Ich will nur zwei Befunde demonstrieren:

Vogeltiere in freier Wildbahn – Fasanen und Hühner – entwickeln, abhängig von der Nahrungsqualität, erstaunliche Grade einer an Cholesterinestern-reichen Arteriosklerose (*Abb. 10*) – hier Coronarsklerose –, erleiden aber keine Herzinfarkte. Ihre coronarielle Ausstattung ist ungleich besser als unsere. Es entstehen trotz der exorbitanten Cholesterinspeicherung keine Usuren, keine Geschwüre, keine eigentlichen Atherome, keine Verschlüsse.

Unsere *Hausschweine* zeigen, läßt man sie genügend alt werden, eine Sklerose, die der unserigen sehr ähnlich ist. Ich hatte Gelegenheit, eine 19 Jahre alt gewordene Schweinedame, ein wertvolles Zuchttier, zu untersuchen. Es fand sich eine Skleratheromatose der Aorta, die man beim Menschen als unkomplizierte seneszente bezeichnen würde (*Abb. 11*).

Zu 2:

Was die *Grundtatsachen* anbetrifft, welche Bau und Aufgaben der Arterien betreffen, sollte man sich erinnern:

Form, Begrenzung, Befestigung des Endothels, Zellulation des subendothelialen Mesenchyms, Dicke und Porositäten der elastischen Platten, Einbau und Ursprungsdichte der Seitenzweige, Anordnung der Vasa vasorum sowie adventitieller Lymphbahnen und die damit verbundene Kapazität des transmuralen Stofftransportes,

das alles macht die *Besonderheiten* der Schlagadern der verschiedenen Provinzen unseres Körpers aus. Der Vorteil der spiraligen Anordnung der Muskelfasern liegt in der Wandlungsfähigkeit ihres Verlaufes, insofern das Bindegewebe des Interstitium die geeignete Verschiebeschicht abgibt (GOERTTLER 1963). *Die Kolloidität der Grundsubstanz muß stimmen* (BUDDECKE 1963). Die Bedingungen der Formänderungsarbeit kann man mathematisch erfassen (MÜLLER 1959). Die *Haupteigenschaften* der Arterien und die mit diesen zusammenhängenden *funktionellen Möglichkeiten* bilden die Voraussetzung für die *Entstehung* der pathologischen Veränderungen (*Abb. 12*). Wenn VIRCHOW recht hatte, bedeutet Pathologie eine „*Physiologie mit Hindernissen*". Mit anderen Worten: Alles Pathische ist nur entgleiste Norm (VIRCHOW 1854).

Zu 3:

Als Pathologe ist man bestrebt, neben die zellulare Betrachtung die organismische zu stellen. Wir untersuchen also, wenn eben möglich, den ganzen Gefäßapparat. Mein verstorbener Göttinger Fachkollege A. J. LINZBACH hatte auf die Notwendigkeit hingewiesen (1957/58), jeweils die ganze Länge eines Gefäßes zu prüfen. Er nannte das *Längsschnittpathologie* (*Abb. 13*). Ich habe das in eigener Werkstatt gleichzeitig und unabhängig von ihm praktiziert (*Abb. 14; Abb. 15*). Wenn man dies regelmäßig tut und die Schnitte verascht, wenn man diese im polarisierten Lichte betrachtet (*Abb. 16; Abb. 17*), ist man überrascht, daß mit steigendem Lebensalter eine zunehmende Ablagerung von Hydroxylapatitkristallen erfolgt. Je älter der Mensch wird, umso mehr wandert die Kalksalzablagerung von innen nach außen. Sie folgt also einem Druckgefälle (ZORN 1982). Es handelt sich um die Sichtbarmachung einer Perfusion von Blutplasma mit Salzen von innen nach außen. Die Arterienwand wird schwer und steif; die Lichtung ist nicht verengert. Noch geschieht kein Unglück. Man kann von *Physiosklerose* sprechen. Sollte jedoch eine Störung der Endotheltapete, aus welchen Gründen auch immer, entstehen (*Abb. 18*), dann ist der Katastrophenfall gegeben. Das bedeutet:

1. Es entsteht ein Abscheidungsthrombus (F. W. ZAHN 1881; BAUMGARTNER und STUDER 1963, 1978).
2. Es resultiert eine rezeptor-vermittelte Lipoprotein-Einsickerung mit eigener morphologischer Leistung (BAILEY 1973; IVERIUS 1973; WISSLER 1978; HAUST 1983, 1987; SCHETTLER 1986; ASSMANN und SCHETTLER 1988).
3. Es wird durch „Plättchenstoffe" ein umschriebene Proliferation der nicht-endothelialen Intimazellen induziert.

Die Akteure der zellulären Szene der inneren Gefäßwand sind Thrombocyten, Endothelzellen, Makrophagen (also Monocyten) und die smooth-muscle-cells. Der *initiierende Thrombus* ist zunächst winzig klein (*Abb. 19*). Er kann appositionell wachsen und dann ein Hindernis darstellen (*Abb. 20; Abb. 21*). Die *Einsickerung der Fettstoffe* bedient sich mit Vorliebe der Monocyten (*Abb. 22*), aus denen Schaumzellen werden, oder sogenannter Cilien, d. h. kleinster Kanäle, die ihr Transportgut den Langhanszellen anvertrauen. Oder es kommt zu einer *umschriebenen Zellproliferation* (*Abb. 23*).

Derlei findet man bevorzugt bei Männern, die Zigarettenraucher waren, unter einer rezidivierten Streßwirkung standen, eine Hypertonie besaßen und einen fieberhaften Infekt absolviert hatten. Nicht selten entsteht ein akuter Coronarverschluß.

Über den Krankheitsbegriff 19

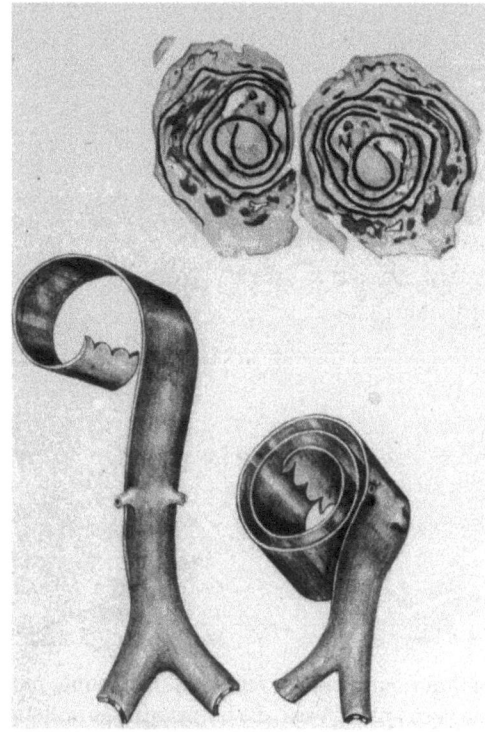

Abb. 12 (oben). Eigenschaften, Funktionen und Qualitäten der hauptsächlichen Störungen der Arterienwände, orientierende Übersicht

Abb. 13 (unten). Schema der technischen Erarbeitung einer sogenannten Längsschnittpathologie

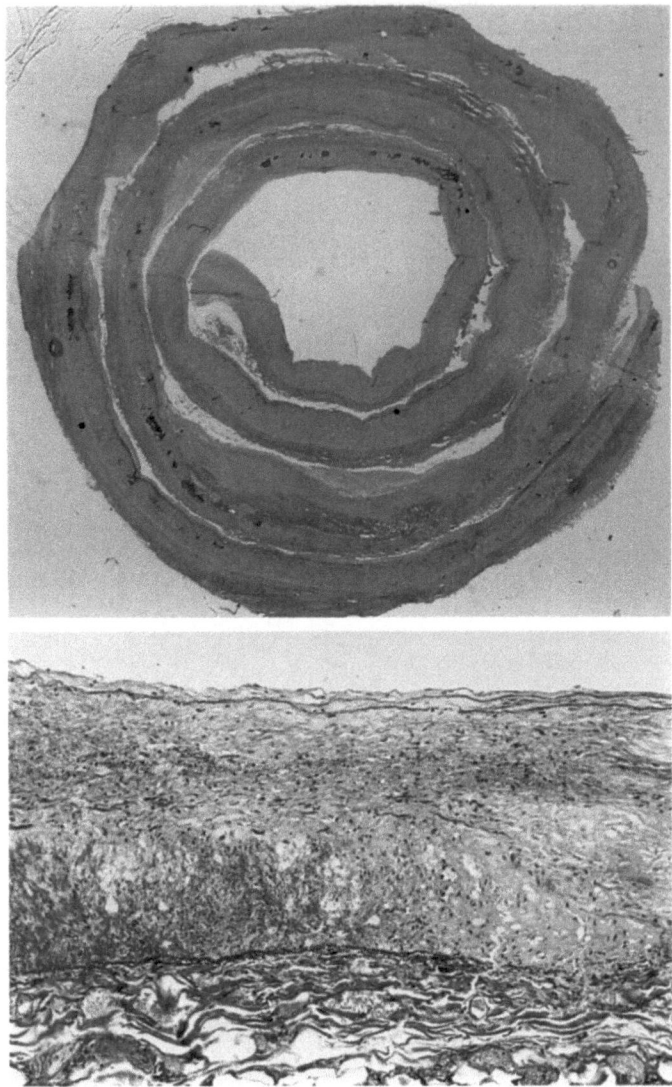

Abb. 14 (oben). Längsschnitt durch eine A. femoralis. Die Intima zeigt nach dem Zentrum der Rolle, die Adventitia nach außen. Wenn die präparative Aufrollung sorgfältig gearbeitet wurde, kann ohne weiteres jedes Detail des Gefäßes mit starker Vergrößerung analysiert werden

Abb. 15 (unten). Längsschnitt, Photogramm aus der Mitte einer Schnittrolle; Färbung Masson-Goldner; Vergrößerung etwa 1:40; Ödem der tiefen Intima

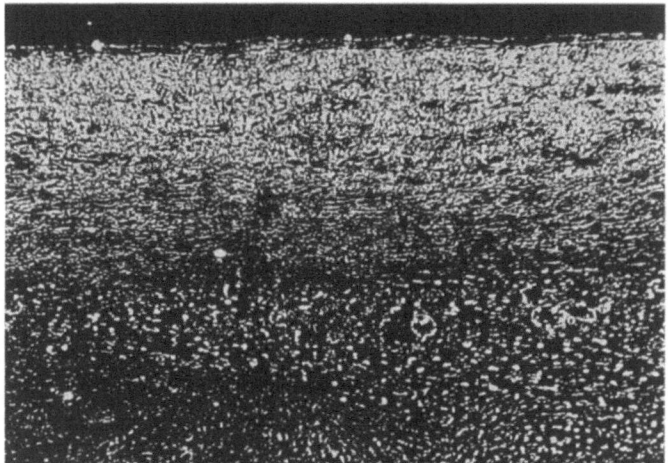

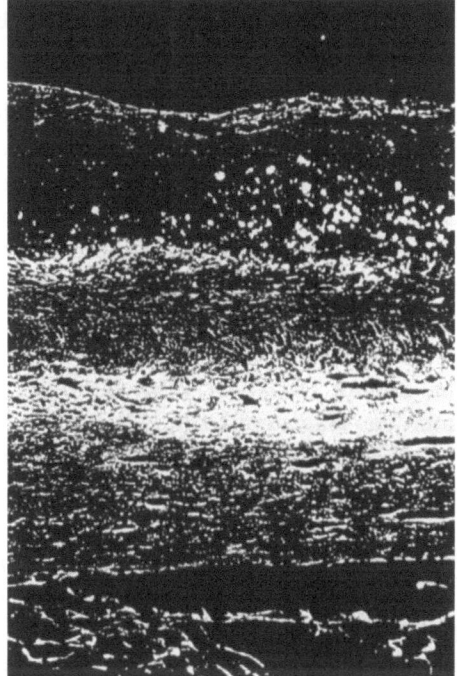

Abb. 16 (oben). Spodogramm der Aortenwand eines Jugendlichen; Photo bei polarisiertem Licht. Sehr reichliche Ablagerung von Hydroxylapatit in den inneren Wandschichten

Abb. 17 (unten). Spodogramm der Aortenwand eines älteren Menschen. Polarisiertes Licht. Die Hydroxylapatitkristalle sind entsprechend der Perfusion nach den äußeren Wandschichten abgedriftet

> **STÖRUNG DER ENDOTHELTAPETE**
>
> durch
> mechanische Friktionen
>
> z.B. aus hämodynamischer Ursache (Müller-Mohnssen 1957, 1982: Drenckhan 1988
>
> chemische Reize
>
> z.B. durch Plasmakatecholaminerhöhung, Rauchen, psychische Belastung, Hypertonie, atherogenen Index, (LDL / HDL-Cholesterin), toxische Faktoren, immunokritische Konstellationen (Schmahl et al. 1981: Schettler u. Mörl 1982: Wolburg-Buchholtz et al. 1987)
>
> Störung des Wechselspiels
>
> zwischen aggregationsfördernden-vasokonstruktiven und aggregationshemmenden-vasodilatativen Faktoren (also Thromboxan A_2 und Prostazyklin: Marshall 1987).

Abb. 18. Übersicht über die Störungsmöglichkeiten der Endotheltapete

Morphologisch besteht eine gewisse Ähnlichkeit mit Spätformen entzündlicher Angiopathien. Seit Jahr und Tag weiß man, daß exzentrisch stenosierende Sklerosen (*Abb. 24*) als ausgebrannte Fälle der v. Winiwarter-Buergerschen Krankheit gelten können (JÄGER 1932, 1933). Der geniale Genfer Pathologe ZAHN hatte schon vor 100 Jahren gesehen, daß am Anfang dieser Sklerosen eine thrombocytenreiche Fibrinwarze steht: Er sprach von „*Endarteriitis verrucosa*". So entsteht also eine Sonderform der Arteriosklerose.

Eine weitere Eigenstellung haben diejenigen Sklerosen, bei denen es zu *Blutungen* in die Atherome kommt (MORGAN 1956; SINAPIUS 1965; DOERR 1979). Möglicherweise stammt das Hämatom (*Abb. 25*) aus den Vasa vasorum (CLIFF und SCHOEFL 1983). Psychische Insulte würden einen Spasmus der Mediamuskulatur auslösen, jener stranguliere die Vasa vasis, so käme es zur disruptiven Blutung mit kritischer Gefäßstenose.

Daß die *Blutplasmalipoide* eine hervorragende Bedeutung für die Entstehung der Atheromatose haben, ist heute in aller Munde. SCHETTLER läßt gleichwohl eine Polyätiologie gelten (SCHETTLER 1976, 1986; SCHETTLER und MÖRL 1982) und verweist ausdrücklich auf die Bedeutung von genetischen Faktoren, von Art und Menge der Nahrungsfette, auf die Erkrankung innerer Organe, schließlich auf Medikamentenge- und -mißbrauch für die Konzentration der Blutfettwerte.

Abb. 19 (oben). Faktoren der initiierenden Mikrothrombose

Abb. 20 (Mitte). Frischer Abscheidungsthrombus nach Fr. W. ZAHN in der Darstellung von F. HENSCHEN

Abb. 21 (unten). Zusammengesetzte und fortgeleitete Thrombose, beginnende Einsickerung von Fettstoffen; Masson-Goldner-Elastica, Photogramm

Über den Krankheitsbegriff

THROMBOZYT → Thromboxan A_2
- Thombozytenaggregation
- Gefäßwandkontraktion

ENDOTHEL → Prostazyklin PGI_2
- Thrombozytenhemmer
- Gefäßdilatation

Der viele Formen der AskI initiierende Mikrothrombus ist ein Abscheidungsthrombus; jener als solcher erkannt durch Friedrich Wilhelm Zahn (1881)

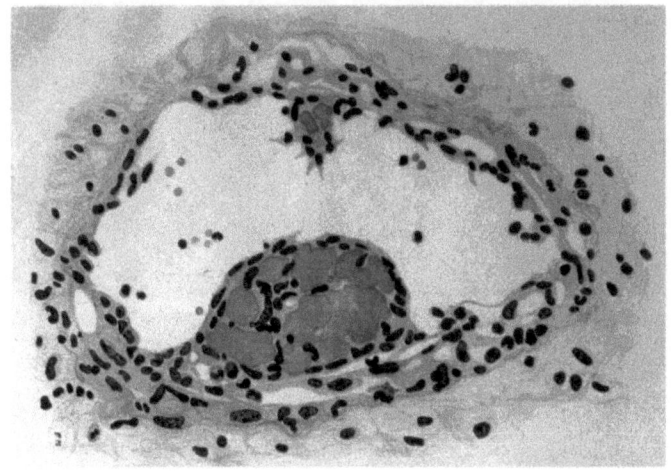

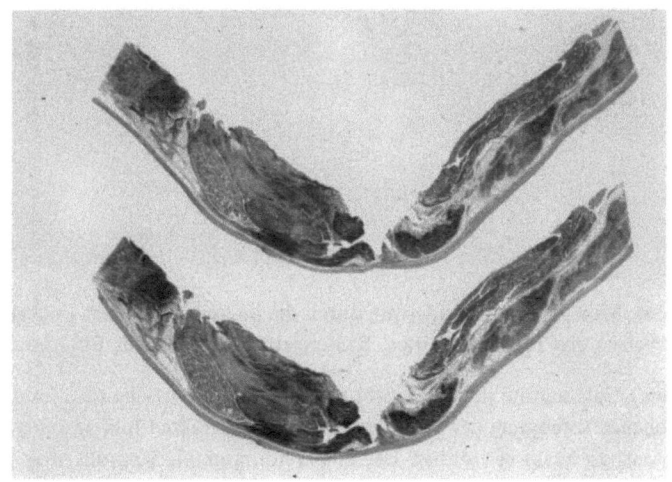

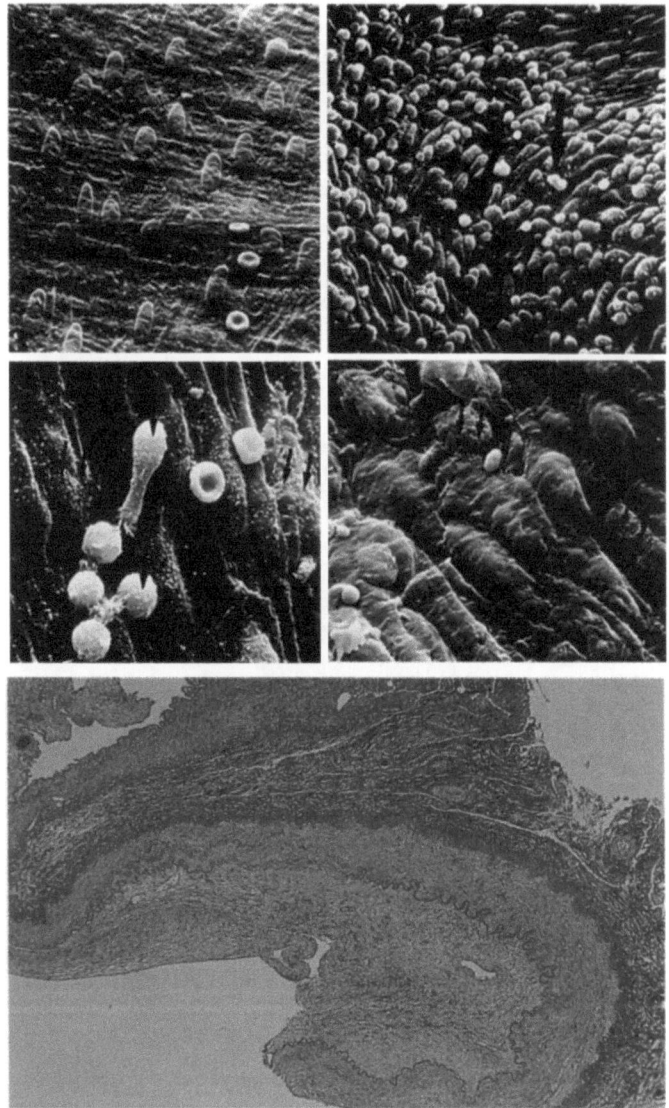

Abb. 22 (oben). Monozyteneinwanderung durch die interendothelialen Lücken der Intima im Dienste des Fett-Transportes. Rasterelektronenoptisches Photogramm

Abb. 23 (unten). Sogenannte juvenile Coronarsklerose. Exzentrische Proliferation der Intima mit erheblicher Verengung der Gefäßlichtung. Eine primäre Lipideinsickerung ist nicht nachweisbar. Masson-Goldner-Elastica, Photogramm, Vergrößerung 1 : 60

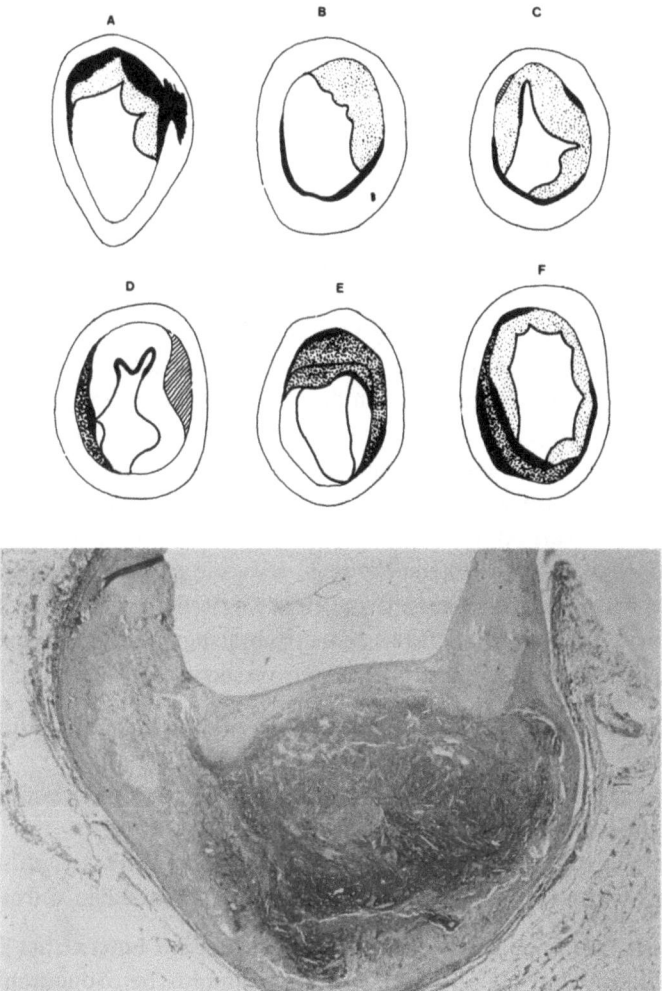

Abb. 24 (oben). Ausgebrannte Formen der Endarteriitis obliterans mit Ausbildung umschriebener Intimaproliferate. Narbenbildungen mit Verkalkung (*schwarz*). Sogenannte entzündliche Arteriosklerose der Schule von W. HUECK (nach JÄGER)

Abb. 25 (unten). Coronarsklerose mit Blutung in ein Atherom, Modus der krisenhaften Stenosierung der Kranzschlagadern nach MORGAN. – Hämatoxylin-Eosin, Photogramm, Vergrößerung etwa 1:60

Die Bestimmung des LDL/HDL-Index sei ein geeigneter Indikator für die Beurteilung des Atherosklerose-Risikos!

Die Folgen der *diabetischen Lipämie* für die Arterienwände sind geläufig (*Abb. 26*). Weniger bekannt sind die Befunde an den Extremitätenarterien bei Langzeitdialysebehandlung wegen diabetischer Nephropathie (*Abb. 27; Abb. 28*). Mein früherer Mitarbeiter Professor H. KÜHN in Nürnberg-Fürth hat mir erlaubt, diese grotesken Belege einer (aus der Reihe seiner Beobachtungen) offenbar durch eine „Pathologie der Therapie" (MEESSEN 1955) mitgestalteten diabetischen Angiopathie zu zeigen.

Ich erinnere an eine *weitere Besonderheit,* die *hypertonische Gefäßerkrankung* des Endokranium: Der erfahrene Pathologe weiß, findet er eine *scalariforme Sklerose der Hirngrundarterien (Abb. 29),* daß eine arterielle Hypertonie vorhanden gewesen sein muß. Die endokraniellen Arterien haben architektonische Besonderheiten, nämlich Lückenbildungen in der raupenkettenförmigen Elastica interna. Hier sickern die lipoproteiden Blutplasmastoffe ein und bilden leitersprossenartige, d.h. quer zur Längsachse der Gefäße orientierte Atherome *(Abb. 30;* FRITSCH 1966). Oder es entstehen an den *intracerebralen Gefäßen* disruptive Alterationen *(Abb. 31),* das non plus ultra der durch Hochdruck inszenierten Umbauten. Gewöhnlich ist eine Hirnmassenblutung die Folge.

Die Arteriosklerose zeigt also je nach dem Schauplatz der Ereignisse ein besonderes Gesicht. Sie als Ärzte bewegt natürlich die Frage, ob es nicht möglich wäre, durch einfache klinische Untersuchungen, etwa die *Dopplersonographie,* hämodynamisch wirksame Wandveränderungen der Arterien zu erkennen. Mein früherer Mitarbeiter Dr. Antonio BORN hat in jahrelanger Zusammenarbeit mit der Chirurgischen Klinik Heidelberg zu klären versucht:

1. Welche histologischen Befunde entsprechen den sonographisch differenzierbaren Wand- und Lumenstrukturen?
2. Gibt es Kriterien für die sonographische Differenzierung von gefährlichen und ungefährlichen Plaques?
3. Wie sicher ist die Sonographie beim Nachweis oder beim Ausschluß bestimmter pathologischer Veränderungen, z.B. der extrakraniellen Carotis?

Es wurden 100 Fälle in vivo und dann post mortem untersucht. Die Arterien wurden unter 80 mm Hg-Druck fixiert. Angiographischer, sonographischer und anatomischer Befund wurden nebeneinandergestellt *(Abb. 32).* Mit der Doppler-Sonographie können hämodynamisch relevante Stenosen mit einer Sicherheit von

---

Abb. 26 (oben). Diabetische Lipämie, Insudation der Lipoproteine in breiter Front, noch kein Arterienwandumbau

Abb. 27 (Mitte). Zustand nach Langzeitdialysebehandlung wegen diabetischer Nephropathie bei einem etwa 40 Jahre alten Manne. Nekrose einer Fingerkuppe. Photogramm. Sammlung Prof. Dr. Dr. KÜHN, Fürth, mit freundlicher Erlaubnis

Abb. 28 (unten). Hochgradige diabetische Angiopathie. Zustand nach Langzeitdialysebehandlung wegen diabetischer Nephropathie. Photogramm. Vergrößerung etwa 1:25. – Obturation der Lichtung einer kleinen Fingerarterie durch atheröse Schollen mit Verkalkung. Elastica-van Gieson. Sammlung Prof. Dr. Dr. KÜHN, Fürth, mit freundlicher Erlaubnis

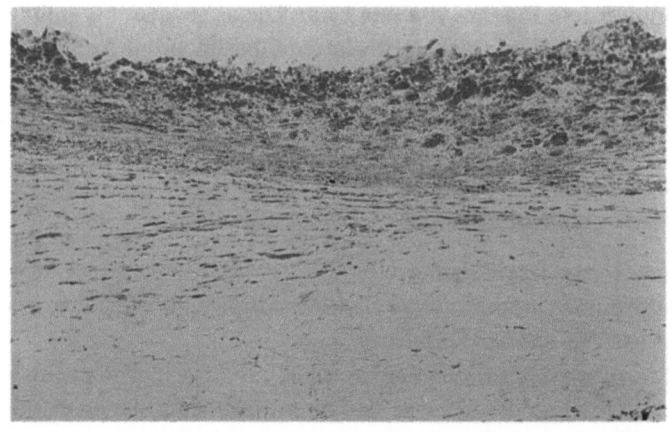

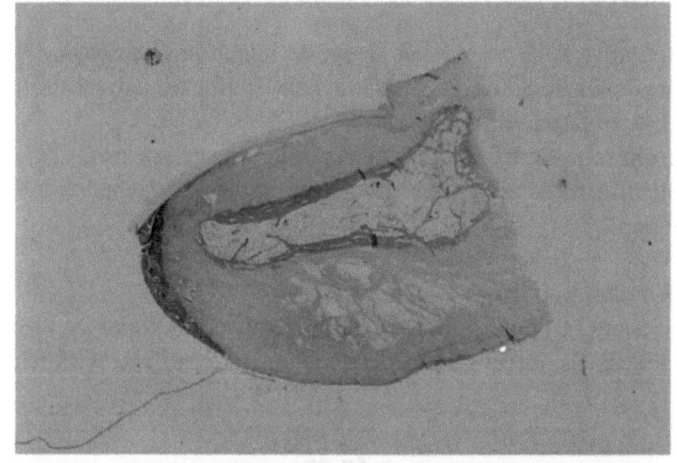

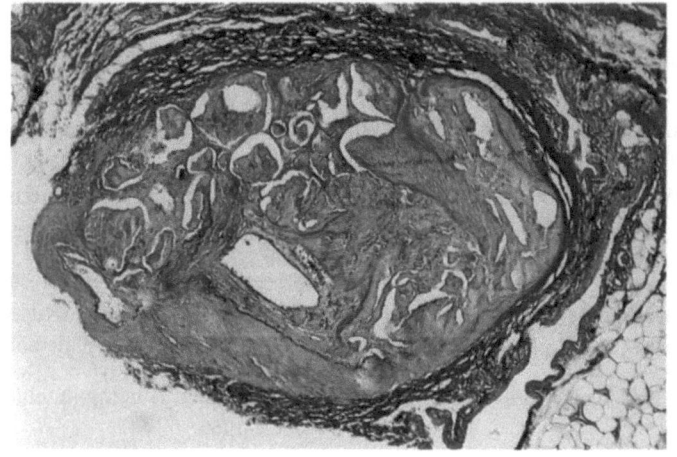

94% erkannt werden. Plaques von nur 1 mm Dicke, sogenannte stabile und instabile Veränderungen, d.h. solche mit glatter Oberfläche und solche mit Usuren und Thrombosen, werden erfaßt. Die Versuchung ist naheliegend, eine ganze Typologie kritischer Stenose- und Verschlußmöglichkeiten auszuarbeiten (*Abb. 33*).

Halten wir einen Augenblick ein und fragen:
Was hatten wir gesehen?

eine banale seneszente Sklerose,
eine Sklerose mit thrombotischer Sedimentation und Fibrininkorporation,
eine Sklerose mit starker Verfettung –
denken Sie an die diabetische Angiopathie, an die scalariforme Sklerose, erinnern Sie sich bitte an die Sklerose mit exzentrisch-stenosierender Intimaproliferation.

Wir hatten aber auch territoriale Besonderheiten angesprochen,
die Gänsegurgelarterie (das ist die Mönckeberg'sche Mediaverkalkung der muskulären Extremitätenschlagadern),
die hypertonische Gefäßerkrankung der cerebralen Arterien,
die apoplektiformen disruptiven Blutungen in die Atherome besonders der Coronararterien!

Wie soll dies alles geordnet werden?
Nur die Gesamtheit der räumlichen Zuordnungen, die Kenntnis also eines ganzen Falles jeweils (!), ist imstande, deutlich zu machen, was wirklich vorliegt.

Zu 4:

Wir wollten uns noch einmal mit der „*Krankheitseinheit*" beschäftigen. Erlauben Sie, daß ich auf Felix MARCHAND, weiland Professor Pathologiae in Gießen, Marburg und Leipzig (1846–1928), zurückgreife (*Abb. 34*). Er hat sich dreimal grundsätzlich mit der Arteriosklerose beschäftigt (1904, 1907, 1924) und formulierte so: Wir werden zur Arteriosklerose im weiteren Sinne alle diejenigen Veränderungen der Arterien zu rechnen haben, die zu einer Verdickung der Wand, be-

---

Abb. 29 (oben). Scalariforme Sklerose der Hirngrundschlagadern. Aus DOERR in: DOERR W und BARGMANN W „Das Herz des Menschen" Bd. II, Stuttgart: Thieme 1963, S 968

Abb. 30 (Mitte). Scalariforme Sklerose einer Hirnschlagader, Atherom in einer Lücke der Elastica; aus FRITSCH 1966

Abb. 31 (unten). Beispiel einer hypertonischen Gefäßerkrankung im Bereich der kleinen Hirnstammarterien. Disruptive Angiopathie. Diese Alteration stellt die Quelle einer Hirnmassenblutung dar. Photogramme; aus DOERR 1970

29

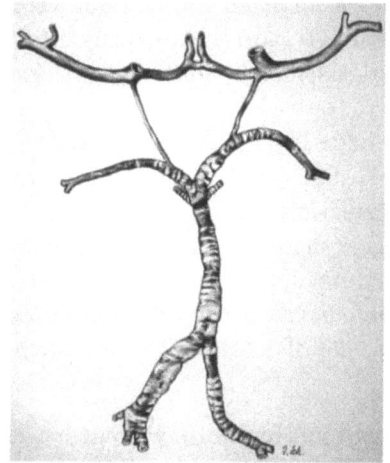

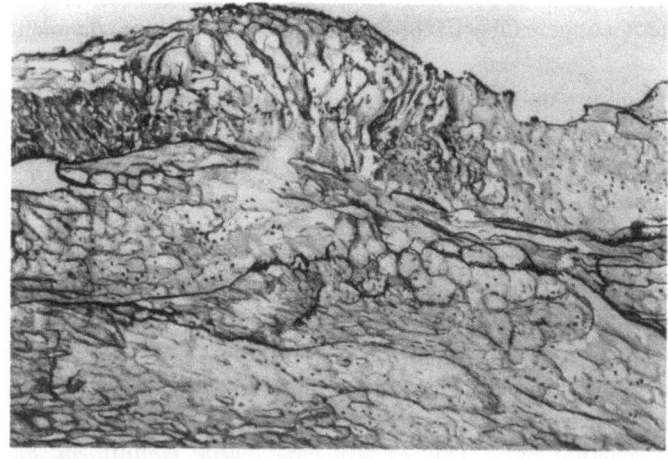

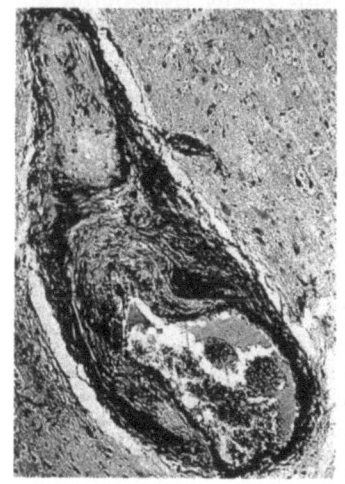 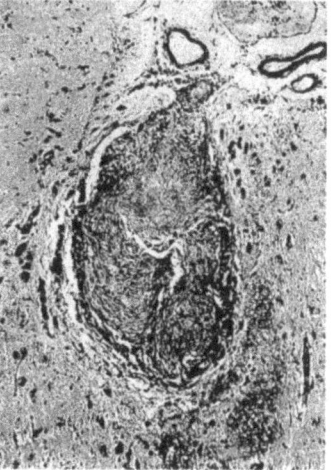

sonders der Intima führen, in deren Entwicklung degenerative Veränderungen, Sklerosierung und Verkalkung, aber auch entzündliche und produktive Prozesse auftreten ... Die Arteriosklerose ist die Folge der funktionellen Überanstrengung!

Die Leipziger Schule hatte sich später noch einmal zur Sache geäußert: Werner HUECK und Gottfried HOLLE (1937; 1943) definierten kurz und bündig: Unter Arteriosklerose sind alle diejenigen Schlagadererkrankungen zu verstehen, die mit Wandverhärtung und Leistungsminderung einhergehen!

Die WHO-Definition bringt nicht weiter. Sie hält fest an der Aufzählung heterologer Einzelheiten, gibt aber nicht den Blick frei für Zusammenhänge. Mir liegt daran, Ihnen zu zeigen, daß die Arteriosklerose durch *drei Ursachenkomplexe* entsteht:

1. Weil der Transportweg vom Herzen zur Peripherie und von der Intima zur Adventitia nicht stimmt.
2. Weil über die innere Oberfläche Stoffe angeboten werden, die nicht indifferent sind.
3. Weil die Gefäßwand auf physikalische, chemische und immunologische Reize durch strukturelle Veränderungen reagiert, die durch zellulare Proliferate mit enzymatischen Aktivitäten, durch Nekrobiosen mit Entleimung, durch Fällung und Narbenbildung ausgezeichnet sind.

In lebenslangen Bemühungen um die Arteriosklerose ist mir der Versuch einer *natürlichen Ordnung* zugefallen, der sich auch diagnostisch, ja prognostisch bewährt hat, insofern der Kontakt mit der Klinik, d.h. das Gespräch mit dem Arzt und seinem Prosektor ergiebig gewesen war (*Abb. 35*). Es gibt also Formen der Arteriosklerose, die sich vorwiegend aus den Folgen der gestörten blutplasmatischen Perfusion verständlich machen lassen. Sie machen das aus, was ich *Erste Hauptform* genannt hatte. Und es gibt eine *Zweite Hauptform*, ausgezeichnet durch vielörtliche, zellreiche Intimaproliferate, die in Schüben auftreten und die Lumina der befallenen Schlagadern – Coronararterien, Digitalarterien, Vertebralarterien – kritisch stenosieren. Es gibt also aus der Sicht der formalen Pathogenese „generalisierende" und „polytop-umschriebene" Sklerosen, deren Propagationsgeschwindigkeit unterschiedlich und deren Startmechanismen verschieden sind (*Abb. 36*).

Abb. 32 (oben). Nebeneinanderdarstellung des angiographischen, sonographischen und anatomischen Befundes einer Arteria carotis. Vergleichende Untersuchung durch Dr. Antonio BORN mit dem Ziele der Feststellung der Dignität einer dopplersonographischen Beurteilung extrakranieller Angiostenosen quoad pathogenesin apoplexiae. Mit freundlicher Erlaubnis

Abb. 33 (unten). Sogenannte Verschlußtypologie an der Carotidengabel nach Dr. Antonio BORN, mit freundlicher Erlaubnis

Über den Krankheitsbegriff 31

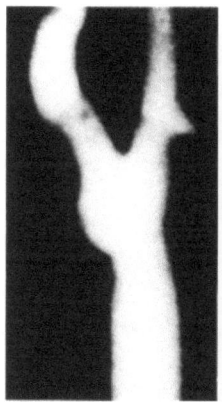
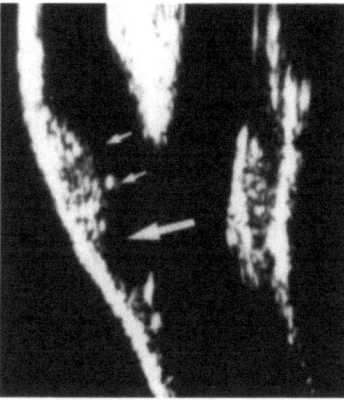
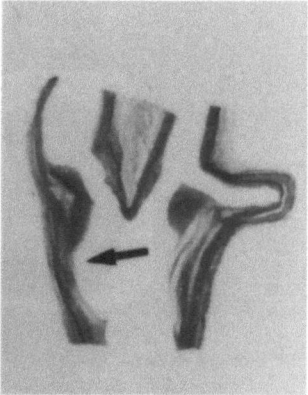

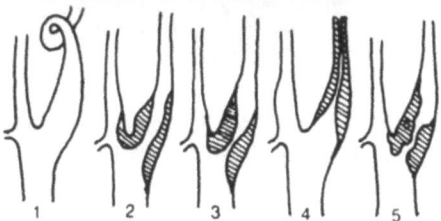

a) STENOSEN
1: Knickstenose bei Coiling, 2: glatt begrenzte hämodynamisch unwirksame Stenose, 3: glatte, hämodynamisch wirksame Stenose, 4: langstreckige Stenose, 5: hämodynamisch wirksame unregelmäßig begrenzte Stenose

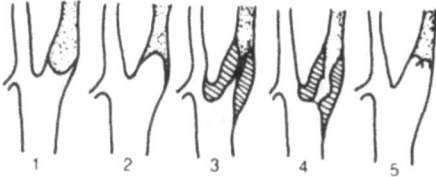

b) VERSCHLÜSSE
1: Embolie, 2: retrograde Thrombose, 3: ausgedehnte Plaque, 4: Thrombose, 5: traumatische Intimaeinrollung

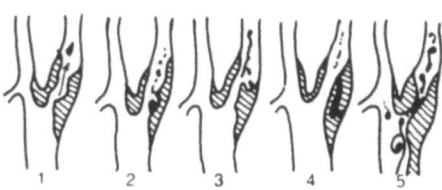

c) EMBOLIEMECHANISMEN

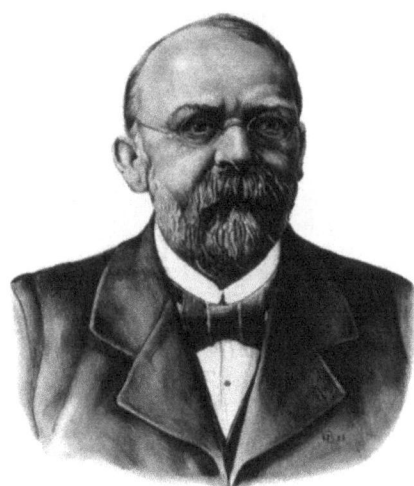

Abb. 34. Felix MARCHAND (1846–1928), der Schöpfer der modernen Arterioskleroselehre, der Erfinder des Terminus „Atherosklerose"

Biologie ist ihrem Wesen nach Anschauung. Die Erkennung der Gesetzmäßigkeiten der Bedeutungsbeziehungen ist den meisten Menschen ungewohnt. „Die Fähigkeit, in der Mannigfaltigkeit der Erscheinungen das zu erfassen, was als Offenbarung des Wesens zu betrachten ist, rührt an den Begriff der Gestalt" (ROTTEN 1913). Ohne Kenntnis der „Gestalten" gibt es keine Definition der „nosologischen Entität" (*Abb. 37*). Von Krankheitseinheiten kann man dann sprechen, wenn die „Gestalten" konvergieren. Allein, ich muß einräumen, daß nicht alle Ärzte erkennen können, was man vernünftigerweise unter „Gestalt" zu verstehen hat (WEINHANDL 1960). Die Gestaltphilosophen, ich nenne HÖFLER (1960), sprechen daher von „Gestaltsichtigkeit" und „Gestaltblindheit". Wer sich aber einarbeitet, begreift ohne Schwierigkeiten, daß die Arteriosklerose keine Krankheitseinheit sein kann.

Sie ist zwar eine *Basiserkrankung* des alternden Menschen (GUSEK 1988). Die braven Carrier-Mechanismen schaffen das atherogene Transportgut heran, die LDL-Rezeptoren vermitteln eine morphologische Leistung, allein der Abtransport klappt nicht. Ich sehe das sehr komplexe Phänomen nicht nur mechanisch, sondern als Ausdruck einer gestörten Gewebereinigung. *Jeder Fall* hat seine Besonderheiten, in aller Regel müssen mehrere Risikofaktoren interferieren, falls nicht heredogenerative Prämissen, also eine familiäre Hyperlipidämie, übermächtig sind und die Pathogenese sozusagen allein bestimmen. Es ist, als ob wir im Zeitalter der Molekularpathologie zu den Vorstellungen VIRCHOWs zurückkehren sollten: Arteriosklerose sei wesentlich die Folge einer zellularen Reizung (DOERR 1987). Und Heinrich BREDT, der schon genannte frühere Fachkollege aus Leipzig und Mainz, wagte es, die banale Arteriosklerose als „Lentaform" einer im Grunde genommen entzündlichen Gefäßerkrankung anzusprechen (1962).

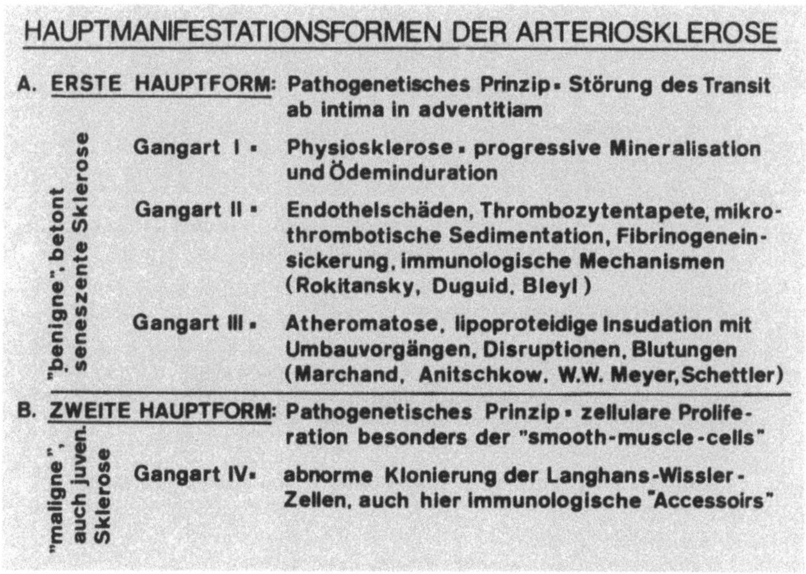

HAUPTMANIFESTATIONSFORMEN DER ARTERIOSKLEROSE

A. ERSTE HAUPTFORM: Pathogenetisches Prinzip = Störung des Transit ab intima in adventitiam

"benigne", betont seneszente Sklerose

- **Gangart I** = Physiosklerose = progressive Mineralisation und Ödeminduration
- **Gangart II** = Endothelschäden, Thrombozytentapete, mikrothrombotische Sedimentation, Fibrinogeneinsickerung, immunologische Mechanismen (Rokitansky, Duguid, Bleyl)
- **Gangart III** = Atheromatose, lipoproteidige Insudation mit Umbauvorgängen, Disruptionen, Blutungen (Marchand, Anitschkow, W.W. Meyer, Schettler)

B. ZWEITE HAUPTFORM: Pathogenetisches Prinzip = zelluläre Proliferation besonders der "smooth-muscle-cells"

"maligne", auch juven. Sklerose

- **Gangart IV** = abnorme Klonierung der Langhans-Wissler-Zellen, auch hier immunologische "Accessoirs"

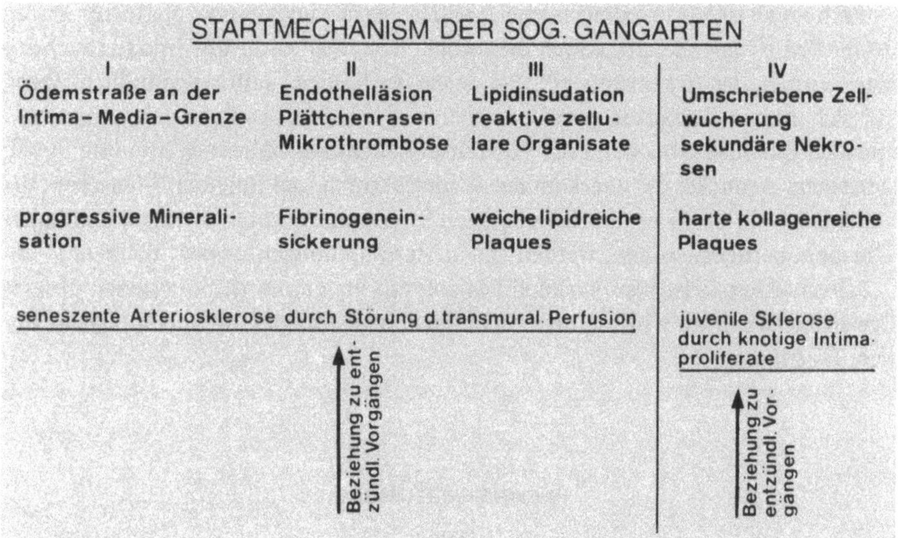

STARTMECHANISM DER SOG. GANGARTEN

I	II	III	IV
Ödemstraße an der Intima-Media-Grenze	Endothelläsion Plättchenrasen Mikrothrombose	Lipidinsudation reaktive zelluläre Organisate	Umschriebene Zellwucherung sekundäre Nekrosen
progressive Mineralisation	Fibrinogeneinsickerung	weiche lipidreiche Plaques	harte kollagenreiche Plaques
seneszente Arteriosklerose durch Störung d. transmural. Perfusion			juvenile Sklerose durch knotige Intimaproliferate
Beziehung zu entzündl. Vorgängen			Beziehung zu entzündl. Vorgängen

Abb. 35 (oben). Gangarten der Arteriosklerose im Sinne sogenannter Hauptmanifestationsformen

Abb. 36 (unten). Zuordnung der formalen Pathogenese, d.h. sog. unterschiedlicher Startmechanismen zu den einzelnen Gangarten

> **Ohne Kenntnis der "Gestalten" keine Erkennung Nosologischer Entitäten**
>
> "Gestaltqualitäten":
> 1. Bestimmt-charakterisierbare morphologische Veränderungen
>   = "Raumgestalt"
> 2. Bestimmte Konstellation funktioneller Befunde, also auch der Laboratoriumswerte und etwaiger Ursachen
>   = "funktionelle Gestalt"
> 3. Zeitliche Ordnungsstrukturen, biologische Zeit
>   = "Zeitgestalt"
>
> Die Entité morbide ist dann gegeben, wenn die "Gestalten" konvergieren; daher "Strukturwerte" diagnostischer Begriffe.
> Aber: "Gestaltsichtigkeit" und "Gestaltblindheit"!

Abb. 37. Erkenntnishilfen sogenannter nosologischer Entitäten

Pathologie ist kein Gedankenspiel, sondern Erfahrungswissenschaft. Ihr Boden ist die Naturwissenschaft, soweit dies möglich ist. Daß es darüber hinaus auch andere Formen der Erkenntnis gibt, ist jedem Pathologen selbstverständlich. Wenn Sie sich an den Gedanken gewöhnt haben werden, daß es solche und andere Formen der Sklerose gibt, wenn Sie Entzündung nicht ausschließlich immunologisch verstehen, wenn Sie die anerkannten Risikofaktoren, bei jüngeren Menschen, die hinlänglich differenziert erscheinen, auch Streß und Disstreß erkennen und in der Therapie berücksichtigen, werden Ihnen Enttäuschungen erspart bleiben.

Arteriosklerose ist also wirklich das somatische Fatum des Menschen unseres Lebenskreises. Man wird sie nicht beseitigen, aber mitigieren können. Das ist unsere Hoffnung.

Zusammenfassung

Gesundheit und Krankheit sind alternative Erscheinungen des Lebens. Krankheit bedeutet Störung der Gesundheit. Jede Störung bedeutet zunächst eine Abweichung von der natürlich-normalen Funktion, morphologische Veränderungen gleich welchen Grades und gleich welcher Dimension können die Folge sein.

Pathologisch-anatomische Veränderungen an der organismischen Struktur brauchen keinen Krankheitswert zu haben. Eine als nicht der vollen Gesundheit entsprechende Störung wird in aller Regel und bei längerem Bestehen die Überzeugung des Vorliegens dessen entstehen lassen, was man als „krankhaft" gelten zu lassen sich angewöhnt hat. sic!

Das gleiche gilt mutatis mutandis für die Laboratoriumswerte der Klinik. Wer eine Erhöhung oder eine nicht gehörige Konstellation seiner Blutfettwerte hat, braucht über Jahr und Tag und keine Ahnung davon zu haben, daß eine ernste Lebensbedrohung seitens des Herz-Gefäß-Systems in statu nascendi begriffen ist. Wer eine Erhöhung der Blutharnsäurewerte hat, braucht sich so lange nicht krank zu fühlen, als er nicht von einem Gichtanfall geschüttelt wird.

Wer aber bei krisenhaften meteorologischen Ereignissen, etwa bei Föhnwetter, immer wieder eine Hemikranie hat, leidet erheblich, oft mit schwerstem Krankheitsgefühl, und doch erfährt er nach Tag und Stunde eine vollständige gesundheitliche Restitution ohne den geringsten Schaden.

Krankheitseinheiten sind variable Phänomene, die man nur dadurch begrifflich „einfangen" kann, daß mindestens drei — am besten aber fünf — logische oder sächliche Unterstützungspunkte erkennbar werden.

Eine Krankheit *beginnt* (1.) mit einer Initialphänomenologie, sie entwickelt sich in Tagen oder Wochen in bestimmt-charakterisierbarer Weise (2.), so oder so beschaffene patho-anatomische Veränderungen werden nachgewiesen (3.), schließlich gelingt die Klärung der Ätiologie (4.) und endlich zeitigt eine plausible Therapie (5.) den gewünschten Erfolg.

Als Verfasser Medizin studierte, konnte man solche „Entitäten" immer wieder erfahren (croupöse Pneumokokkenpneumonie; Typhus abdominalis; Rachen-, Kehlkopf-, Wunddiphtherie).

Man muß sich aber klarmachen, daß eine Krankheitseinheit auch dann richtig erkannt werden kann, wenn man die eigentliche Ursache nicht — oder noch nicht — kennt. R. Th. H. LAENNEC hatte eine richtigere Vorstellung vom Wesen der Lungentuberkulose als R. VIRCHOW, obwohl er 60 Jahre vor R. KOCH keine Ahnung von der mykobakteriellen Ätiologie haben konnte, VIRCHOW aber KOCHs Zeitgenosse war (DOERR 1983). Auch heute kennen wir ähnliche Beispiele: Wir diagnostizieren in aller Regel den Morbus Besnier-Boeck-Schaumann und kennen seine eigentliche Ursache nicht.

Ich verlange daher für die Erkennung der Entité morbide *drei* logische oder sächliche Unterstützungspunkte („Kriterien") und nicht *vier* oder *fünf*. Der Begriff der „spezifischen Entzündung" ist also älter als die Kenntnis der Krankheitsursachen, obwohl es Spezifitäten *nur* nach der Ätiologie und nur ausnahmsweise nach der Morphologie gibt. Im Fall der Arteriosklerose haben wir verschiedene Manifestations-, aber auch Verlaufsformen, einige grundsätzlich wichtige pathogenetische Bedingungskomplexe, schließlich auch tragende therapeutische Prinzipien (Bekämpfung der Hyperlipidämie, der Hypertriglyceridämie; Steuerung des arteriellen Blutdruckes; Calciumantagonisten), also drei Unterstützungspunkte kennengelernt. *Die Arteriosklerose als Gesamtphänomen* darf als „große Organkrankheit" gelten, aber ihre Erscheinungs-, Verlaufsformen und die Konstellation ihrer Entstehungsbedingungen sind verschieden. Jenseits der wissenschaftstheoretischen Betrachtung, also unter dem Aspekte einer praktischen Konsequenzen verpflichteten Heilkunde muß man folgern:

Arteriosklerose präsentiert sich im Gewand einer bestimmten Typologie, sie besitzt eine ausgesprochene Polyphänie

und nur der wird einigen therapeutischen Erfolg verbuchen, der sich um eine differenzierende Diagnostik bemüht.

Literaturverzeichnis

ANDRAL GG (1829) Traité d'anatomie pathologique (3 Bde). Paris
ANTISCHKOW N (1925) Zur Histophysiologie der Arterienwand. Klin. Wschr. 4:2233
ARNOLD J (1873) Über Diapedesis. Virchows Archiv 58:203 und 231
BAILEY JM (1973) Regulation of cholesterol content. In: Ciba Foundation, Symposium 12 (new series). Amsterdam-London-New York: Elsevier, S 62
BAUMGARTNER H-R (1963) Eine neue Methode zur Erzeugung von Thromben durch gezielte Überdehnung der Gefäßwand. Inaugural-Diss. med. Basel
BAUMGARTNER H-R (1977) Zur Pathogenese der Atherosklerose. Schweiz. med. Wschr. 107:717
BAUMGARTNER H-R, STUDER A (1963) Gezielte Überdehnung der Aorta abdominalis am normo- und hypercholesterinaemischen Kaninchen. Path. Microbiol. 26:129
BAUMGARTNER H-R, STUDER A (1978) Smooth muscle-cell proliferation and migration after removal of arterial endothelium in rabbits. In: SCHETTLER G, STANGE G, WISSLER WR: Atherosclerosis – it is reversible? Berlin-Heidelberg-New York: Springer
BIZOT J (1837) Recherches sur le coeur et le système artérial chez l'homme. Mém. de la soc. méd. d'obs. Tome I, S 262, Paris
BLEYL U (1969) Arteriosklerose und Fibrininkorporation. Berlin-Heidelberg-New York: Springer
BORN IA (1983) Pathologisch-anatomische Wandveränderungen der extracraniellen Arteria carotis im Vergleich mit ultrasonographischen Befunden am Modell der druckfixierten Leichenarterie. Inaugural-Dissertation med., Heidelberg
BREDT H (1962) Begriffsbestimmung und Fortschritte in der Morphologie von Hypertonie und Atherosklerose. Regensbg. Jb. ärztl. Fortbild. X, 6:355
BUDDECKE E (1963) Biochemie der Arterienwand. Umschau, Heft 21, S 668
BUDDECKE E (1974) Biochemie der Arterienwand. Verh. Dtsch. Ges. Kreislauff. 40:15
BUDDECKE E (1977) Proteoglykane als strukturelle und funktionelle Biopolymere. Vorlesungsreihe Schering Heft 2, Berlin-Bergkamen: Schering
CLIFF WJ, SCHOEFL GI (1983) Pathological vascularization of the coronary intima. In: Ciba Foundation, Symposium 100, p 207
CONSTANTINIDES P (1978) Fibrous plaques and regression. In: SCHETTLER G, STANGE E, WISSLER WR: Atherosclerosis – is it reversible? Berlin-Heidelberg-New York: Springer, S 47

CONSTANTINIDES P (1984) Atherosclerosis – A general survey and synthesis. Surv. Synth. Path. Res. 3:477

DELVOS U, MÜLLER-BERGHAUS G (1985) Die Bedeutung des Endothels der Gefäßwand für die Aufrechterhaltung der Hämostase. Klin. Wschr. 63:1237

DIETEL M, NIENDORF A, ARPS H (1986) Zellrezeptoren. Pathologe 7:75

DOERR W (1963) Perfusionstheorie der Arteriosklerose. Stuttgart: Thieme

DOERR W (1964) Gangarten der Arteriosklerose. S'ber. Heidelberger Akad. d. Wissenschaften, mathematisch-naturwissenschaftl. Klasse, Jahrgang 1962/64, 4. Abhandlung. Heidelberg: Springer

DOERR W (1970) Allgemeine Pathologie der Organe des Kreislaufs. In: Handbuch Allgemeine Pathologie Bd. III, Teil 4, S 225. Berlin-Heidelberg-New York: Springer

DOERR W (1972) Ätiologische Gemeinsamkeiten heterologer Krankheitsbilder. Jahrbuch Heidelberger Akademie der Wissenschaften 1971, S 25. Heidelberg: C. Winter

DOERR W (1983) Lungentuberkulose. In: DOERR W, SEIFERT G, UEHLINGER E (Hrsg.). Spezielle pathologische Anatomie Bd. 16/I, S 473. Berlin-Heidelberg-New York-Tokyo. Springer

DOERR W (1984) Gestalttheory und morbid anatomy. Virchows Archiv, A, 403:103

DOERR W, JACOB W, NEMETSCHEK Th (1975) Über den Begriff des Krankhaften aus der Sicht des Pathologen. Internist 16:41

DOERR W (1987) Die Pathologie Virchows und die Lehre von der Arteriosklerose. Pathologe 8:1

DRENCKHAN D (1988) Zytoskelett und Zelldifferenzierung. Verh. Dtsch. Ges. Path. 72 (im Erscheinen)

DRESEL HA (1986) Primäre und sekundäre Hyperlipidämien. Therapiewoche 36:314

DRESEL HA, FRIEDRICH E, VIA DP, SCHETTLER G, SINN H (1985) Characterization of binding sites for acetylated low density lipo-protein in the rat liver in vivo and in vitro. The EMBO-Journal 4:1157

DREYER M, RÜDIGER HW (1986) Erworbene Rezeptordefekte. Dtsch. med. Wschr. 111:427

DUGUID JB (1946) Thrombosis as a factor in the pathogenesis of coronary atherosclerosis. J Path. Bact. 58:207

EPPINGER H (1949) Permeabilitätspathologie. Wien: Springer

FRITSCH H (1966) Pathologisch-anatomische Untersuchungen zur skalariformen Sklerose der Hirngrundschlagadern. Zschr. Kreislauff. 55:372–385

FURCHGOTT RF (1983) Role of endothelium in response of vascular smooth muscle. Circulation Res. 53:558

GIMBRONE jr. MA (1981) Vascular endothelium and atherosclerosis. In: MOORE S (ed): Vascular injury and atherosclerosis. New York: Dekker, p 25–28

GOERTTLER K (1953) Die funktionelle Bedeutung des Baues der Gefäßwand. Dtsch. Zschr. f. Nervenheilk. 170:433

GRÜNBERG W (1965) Arteriosklerose bei Wildtieren. Klin. Wschr. 43:479

GUSEK W (1988) Arteriosklerose und Thrombose als Ursachen der arteriellen Verschlußkrankheit. In: TILSNER V, MATTHIAS FR: Arterielle Verschlußkrankheit und Blutgerinnung. Basel: Editiones Roche, S 17

HAMMERSEN F (1976) Endothelial contractility – An undecided problem in vascular research. Beitr. Path. 157:327

HAMMERSEN F (1978) Zum Feinbau der Passagewege für den transintimalen Einstrom von Plasmabestandteilen. Med. Welt, Nr. 10

HAUSER G (1929) Münchn. med. Wschr. 76:823

HAUSS WH (1972) Mesenchymzellen und die Entwicklung der arteriosklerotischen Läsionen. Verh. Dtsch. Ges. Inn. Med. 78:1152

HAUSS WH (1973) Über die Rolle des Mesenchyms in der Genese der Arteriosklerose. Virchows Archiv Abt. A 359:135

HAUST MD (1977) Myogenic foam cells in explants of fatty dots and streaks from rabbit aorta. Atherosclerosis 26:411

HAUST MD (1983) The derivation and fate of foam cells in atherosclerosis. Giornale della Arteriolerosi, NS, Suppl. 1, p 55

HAUST MD (1983) Derivation and progression of atherosclerotic plaques. In: SCHETTLER G, et al.: Atherosclerosis VI. Berlin-Heidelberg-New York: Springer, S 350

HAUST MD (1987) Pathogenesis of atherosclerosis: Current status. In: SCHLIERF G, MÖRL H: Expanding horizons in atherosclerosis research. Berlin-Heidelberg-New York-London-Paris-Tokyo: Springer, S 3

HAUST MD (1987) Endothelial cilia in human aortic atherosclerotic lesions. Virchows Arch. A 410:317

HIS W (1965) Die Häute und Höhlen des mittleren Keimblattes. In: Wilhelm HIS der Ältere. Bern und Stuttgart: Bern

HOFER HU (1974) Die Ateriosklerose in der pathologischen Anatomie des 19. Jahrhunderts. Zürich: Juris Druck

HOFMANN W (1971) Zur vergleichenden Pathologie der Frühformen der Aortensklerose. Virchows Arch. Abt. A 352:246

HOFMANN W (1971) Zur vergleichenden Pathologie nicht entzündlicher Gefäßerkrankungen bei Mensch und Tier. Ärztl. Forschung 25:154

HOFMANN W, GOGER D (1974) Report on the differentiation of vascular wall smooth muscle cells with the aid of immunofluorescence. Virchows Arch. A 363:225

HOFMANN W, GOGER D (1976) A simple method for differentiating vascular smooth muscle cells and fibroblast in tissue culture. Virchows Arch. A 370:77

HOFMANN W, GOGER D (1977) Immunofluorescence in the identification of differentiating arterial smooth muscle cells in culture. Prog. biochem. Pharmacol. 13:52

HOLLE G (1943) Über Lipidose, Atheromatose und Sklerose der Aorta und deren Beziehungen zur Endaortitis. Virchows Arch. 310:160

HUECK W (1937) Morphologische Pathologie. Leipzig: Gg. Thieme

IVERIUS P-H (1973) Possible of the glycosamino-glycans in the genesis of atherosclerosis. In: Ciba-Foundation, Symposium 12 (new series). Amsterdam-London-New York: Elsevier, S 185

JÄGER E (1932) Zur pathologischen Anatomie der Thrombangiitis obliterans bei juveniler Extremitätengangrän. Virchows Archiv 284:526 und 284:584

JÄGER E (1933) Zur histologischen Ausheilung der Periarteriitis nodosa und deren Beziehungen zur juvenilen Atherosklerose. Virchows Archiv 288:833

JORIS I, ZAND Th, NUMARI JJ, KROLIKOWSKI FJ, MAJNO G (1983) Studies on pathogenesis of atherosclerosis. I. Adhesion and emigration of mononuclear cells in the aorta of hypercholesterolaemic rats. Am. J. Path. 113:341

KNIERIEM H-J (1970) Immunhistochemische Untersuchungen zur Bedeutung der glatten Muskelzellen für die Pathohistogenese der Arteriosklerose des Menschen. Beitr. Path. 141:4

KREHL L (1929) Krankheitsform und Persönlichkeit. Leipzig: G. Thieme

KREHL L (1930) Pathologische Physiologie. 13. Auflage. Leipzig: F. C. W. Vogel

LANGHANS Th (1866) Beiträge zur normalen und pathologischen Anatomie des Menschen. Virchows Archiv 36:187

LANGHANS P (1868) Über die Nerven der menschlichen Haut. Virchows Archiv 36:187

LINZBACH J (1957/58) Pathogenese und Ätiologie der Arteriosklerose. Verh. dtsch. Ges. Path. 41:24

LINZBACH AJ, HORT W (1957) Mikroskopische Untersuchungen am Gefäßendothel mit Phasenkontrast- und Auflichtverfahren. Virchows Archiv 329:669

LOBSTEIN FJ (1833) Traité d'anatomie pathologique. Tome II. Paris: Levrault, S 550

MAJNO G, UDERWOOD JM, ZAND Th, JORIS I (1985) The significance of endothelial stomata and stigmata in the rat aorta. Virchows Archiv A 408:75

MARCHAND F (1904) Über Arteriosklerose. Verh. d. Congresses für Innere Medizin 21:23

MARCHAND F (1907) Arterien. In: Eulenburgs Realenzyklopädie der gesamten Heilkunde. Berlin und Wien: Urban und Schwarzenberg Bd. I, S 768

MARCHAND F (1924) Die örtlichen reaktiven Vorgänge. Handb. Allg. Path. Bd. IV, 1. Abt. S 78. Leipzig: S. Hirzel

MARSHALL M (1987) Untersuchungen zur Bedeutung der Thrombozyten in der Atherogenese anhand verschiedener Angiopathiemodelle am Minischwein. In: BETZ E: Frühveränderungen bei der Atherogenese. München-Bern-Wien: W. Zuckschwerdt, S 19

MARTIN GR, TIMPL R, MÜLLER PK, KÜHN Kl (1985) The genetically distinct collagens. I.I.B.S. 10:285

MEESSEN H (1955) Pathologie der Therapie. Dtsch. med. Wschr. 80:169

MEESSEN H, KOJIMAHARA M, FRANKEN T, RHEDIN R, HUTH F (1975) Alteration of the rabbit aorta following feeding of cholesterol diet in combination with sheathing of aortic segments by polyethylen tubes. Beitr. Path. 152:218

MEYER WW (1950) Beobachtungen über Abheilung arteriosklerotischer Geschwüre der Aorta. Virchows Archiv 319:44

MORGAN AD (1956) The pathogenesis of coronary occlusion. Oxford: Blackwell

MÜLLER A (1959) Die mehrschichtige Rohrwand als Modell für die Aorta. Helvet. Physiol. et Pharmacol. Acta 17:131

MÜLLER-BERGHAUS G (1987) Physiologie und Regulation der Blutgerinnung und Fibrinolyse. Med. Welt 38:407

MÜLLER-MOHNSSEN H (1957) Über hydrodynamische Ursachen der Arteriosklerose- und Thromboselokalisation in den Coronararterien. Beitr. path. Anat. 117:283

MÜLLER-MOHNSSEN H , SCHOLTES L (1982) Auslösung der Thrombogenese durch strömungsmechanische Materialtransporte gegen die Gefäßwand. Hämostaseologie 4/82, S 143, Dez

NEES S (1987) Neuere Erkenntnisse zur Physiologie und Pathophysiologie des Gefäßendothels, vor allem im Rahmen der Atherogenese. Internist 28:699

OREKHOV AN, KALANTAROV GF, ANDREEVA ER, PROKAZOVA NV, TRAKHT JN, BERGELSON ID, SMIRNOW VN (1986) Monoclonal antibody reveals heterogeneity in human aortic intima. Am. J. Path. 122:379

Orekhov AN, Andreeva ER, Kurshinsky AV, Novikov ID, Tertov VV, Nestaiko GV, Krashimov KhA, Repin VS, Smirnow VN (1986) Intimal cells and atherosclerosis. Am. J. Path. 125:402

Rettig C-H (1979) Form und Funktionen der glatten Muskelzellen in der Pathogenese der Arteriosklerose. Inaugural-Dissertation med. Heidelberg

Rhodin JAG (1962) The diaphragma of capillary endothelial fenestrations. J. Ultrastructure Research 6:171

Rössle R (1934) Über wenig beachtete Formen der Entzündung von Parenchymen und ihre Beziehung zu Organsklerosen. Verh. dtsch. path. Ges. 27:152

Rössle R (1936) In Aschoffs Lehrbuch Bd. I, 8. Auflage. Jena: G. Fischer

Rokitansky Cv (1844) Handbuch pathologische Anatomie Bd. II, S 534. Wien: Braumüller und Seidel

Rokitansky Cv (1856) Lehrbuch der pathologischen Anatomie. Wien: Wilhelm Braumüller, Bd. II, S 306

Rotten E (1913) Goethes Urphänomen und die platonische Idee. In: Cohen H, Natorp P: Philosophische Arbeiten. Gießen: A. Töpelmann

Schäfer AT, Körber CH, Scheiwe MW, Rau G, Franke P, Mittermayer Ch (1986) Preliminary investigation of osmotic properties and freezing behaviour of human endothelial cells. Cryo-Letters (Cambridge) 7:55

Schettler G (1986) Der Stoffwechsel der Plasmalipoproteine und seine Bedeutung für die Pathogenese der Arteriosklerose. S'ber. Heidelberger Akademie der Wissenschaften, mathematisch-naturwissenschaftliche Klasse, Jahrgang 1986, Abh. 2. Berlin-Heidelberg-New York-Tokyo: Springer

Schettler G, Mörl H (1982) Arteriosklerose. In: Hüllemann K-D: Präventivmedizin. Stuttgart-New York: Thieme, S 48

Schmahl FW, Heckers H, Burkhard W, Prickler P (1981) „Risikofaktoren" atherosklerosebedingter kardiovaskulärer Erkrankungen bei Personen, die sehr alt werden (90jährigen). In: Breddin K: Thrombose und Atherogenese. Baden-Baden-Köln-New York: G. Witzstrock, S 372

Sinapius D (1958) Über das Endothel der Venen. Zschr. Zellforschg. 47:560

Sinapius D (1965) Über das dissezierende Intimahämatom bei Coronarsklerose. Verh. Dtsch. Ges. Path. 49:215

Skinsnes OK (1962) Postmortem examination and inquest in old China. Arch. Path. 77:304

Steinmetz A, Utermann G (1988) Rezeptoren im Lipoproteinstoffwechsel. Internist 29:372

Tendeloo N Ph (1925) Allgemeine Pathologie. 2. Auflage. Berlin: J. Springer

Thilo-Körner GS (1987) Interaktionen zwischen Gefäßendothel und dem Gerinnungs- und Fibrinolysesystem. Med. Welt 38:443

Uexküll Jv (1913) Baustein zu einer biologischen Weltanschauung. München: Bruckmann

Uexküll Jv (1940) Bedeutungslehre. Bios Bd. X. Leipzig: J. A. Barth

Virchow R (1854) Handbuch spezielle Pathologie und Therapie, Band 1. Erlangen: F. Enke

Virchow R (1856) Gesammelte Abhandlungen zur wissenschaftlichen Medizin. Frankfurt: Meidinger

VIRCHOW R (1858) Die Cellularpathologie. 1. Auflage. Berlin: Hirschwald

WEINHANDL F (1960) Gestalthaftes Sehen. Ergebnisse und Aufgaben der Morphologie zum hundertjährigen Geburtstag von Christian v. EHRENFELS. Darmstadt: Wissenschaftl. Buchgesellschaft

WISSLER RW (1968) The arterial medial cell, smooth muscle or multifunctional mesenchyme? J. Atheroscl. Res. 8:201

WISSLER RW (1977) Coronary atherosclerosis and ischemic heart disease. In: ZÜLCH KJ, KAUFMANN W, HOSSMANN KA, HOSSMANN V: Brain and heart infarct. Berlin-Heidelberg-New York: Springer, S 206

WISSLER RW (1978) Mechanisms of lipid deposition in the artery wall. In: SCHETTLER G, STANGE E, WISSLER RW: Atherosclerosis – is it reversible? Berlin-Heidelberg-New York: Springer, S 1

WOLBURG-BUCHHOLZ K, FINGER J, BETZ E (1987) Metabolismus von nativem und azetyliertem LDL in Endothelzellen kultivierter Kaninchenaorta. In: BETZ E: Frühveränderungen bei der Atherogenese. München-Bern-Wien: W. Zuckschwerdt, S 140

ZAHN FW (1878) Über einen Fall von Endarteriitis verrucosa. Virchows Archiv 72:214

ZAHN FW (1881) De la formation des thrombus. Révue médicale de la Suisse romande (Lausanne) 1:18

ZORN J (1982) Progressive Schnittveraschung. Inaugural-Dissertation med. Heidelberg

Sitzungsberichte der Heidelberger Akademie der Wissenschaften
Mathematisch-naturwissenschaftliche Klasse

Die Jahrgänge bis 1921 einschließlich erschienen im Verlag von Carl Winter, Universitätsbuchhandlung in Heidelberg, die Jahrgänge 1922–1933 im Verlag Walter de Gruyter & Co. in Berlin, die Jahrgänge 1934–1944 bei der Weißschen Universitätsbuchhandlung in Heidelberg. 1945, 1946 und 1947 sind keine Sitzungsberichte erschienen.

Ab Jahrgang 1948 erscheinen die „Sitzungsberichte" im Springer-Verlag.

Inhalt des Jahrgangs 1984:
1. R. Lüst. Extraterrestrische Astronomie. DM 17,–.
2. F. Leonhardt. Zu den Grundfragen der Ästhetik bei Bauwerken. DM 12,–.
3. Ch. Rüchardt. Die Bindung zwischen Kohlenstoffatomen, das Rückgrat der Organischen Chemie, und ihre Grenzen. DM 12,80.
4. J. Peiffer. Zur Neuropathologie der Nebenwirkungen nervenärztlicher Therapie. DM 18,–.
5. F. Linder. Geistige Grundlagen der chirurgischen Therapie. DM 14,–.

Medizinische Anthropologie. Herausgegeben von E. Seidler. Supplement. Geb. DM 76,–.

W.-W. Höpker. Mißbildungen. Interrelationen, Assoziationen und diagnostische Validität. Supplement. Geb. DM 74,–.

Inhalt des Jahrgangs 1985:
1. H. A. Staab. Zur Entstehung des Neuen in den Naturwissenschaften – dargestellt an einem Beispiel der Chemiegeschichte. DM 16,50.
2. S. Sambursky. Proklos, Präsident der platonischen Akademie, und sein Nachfolger, der Samaritaner Marinos. DM 13,–.
3. R. Haas. AIDS – Ein Virusinfekt des Immunsystems. DM 21,50.
4. F. Räbiger. Beiträge zur Strukturtheorie der Grothendieck-Räume. DM 39,50.
5. W. Kaiser. Entwicklungslinien der Breitbandkommunikation. DM 22,–.

Pathogenese. Herausgegeben von H. Schipperges. Supplement. Geb. DM 88,–.

E. Hinz. Human Helminthiases in the Philippines. Supplement. Geb. DM 98,–.

T. Cremer. Von der Zellenlehre zur Chromosomentheorie. Supplement. Geb. DM 135,–.

Inhalt des Jahrgangs 1986:
1. W. Doerr. Hat das Menschengeschlecht eine biologische Zukunft? DM 22,50.
2. G. Schettler. Der Stoffwechsel der Plasmalipoproteine und seine Bedeutung für die Pathogenese der Arteriosklerose. DM 38,–.
3. A. Fröhlich. Tame Representations of Local Weil Groups and of Chain Groups of Local Principal Orders. DM 55,–.
4. W. Doerr. Pathologie in Heidelberg. Stufen nach 1945. DM 14,80.

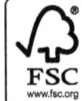

MIX
Papier aus verantwortungsvollen Quellen
Paper from responsible sources
FSC® C105338

If you have any concerns about our products,
you can contact us on
ProductSafety@springernature.com

In case Publisher is established outside the EU,
the EU authorized representative is:
**Springer Nature Customer Service Center GmbH
Europaplatz 3, 69115 Heidelberg, Germany**

Printed by Libri Plureos GmbH
in Hamburg, Germany